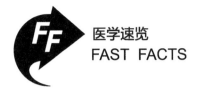

医学速览
FAST FACTS

免疫肿瘤学
Immuno-Oncology

[澳] **斯蒂芬·克拉克**（Stephen Clarke） 著
李廷侃（Bob T. Li）

[澳] **李廷侃**（Bob T. Li） 译

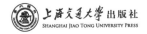

上海交通大学出版社
SHANGHAI JIAO TONG UNIVERSITY PRESS

内容提要

癌症的治疗由于调节免疫系统药物的出现正发生革命性的变化,为许多不可治愈的晚期癌症患者带来了长期缓解和延长生存的希望。很多此类新药被纳入当前的治疗标准,也带来了不少问题。因此,比较深入地了解免疫肿瘤学,对跟上这个快速变化的领域非常重要。

本书从免疫学的基础知识开始介绍,延伸至免疫编辑和免疫治疗的新概念以及可能的未来发展方向。本书的读者对象包括临床肿瘤科医生、其他肿瘤学相关健康工作者、医学生,癌症研究人员和医疗工业界从业人员,为以上读者提供所需的所有免疫肿瘤学的精要知识。

图书在版编目(CIP)数据

免疫肿瘤学/(澳)斯蒂芬·克拉克(Stephen Clarke),(澳)李廷侃(Bob T. Li)著;
(澳)李廷侃(Bob T. Li)译. —上海:上海交通大学出版社,2019 (2021重印)
(医学速览)
ISBN 978-7-313-20799-9

Ⅰ.①免… Ⅱ.①斯…②李… Ⅲ.①肿瘤免疫学 Ⅳ.①R730.3

中国版本图书馆 CIP 数据核字(2019)第 000786 号

免疫肿瘤学
MIANYI ZHONGLIUXUE

著 者:[澳]斯蒂芬·克拉克 [澳]李廷侃   译 者:李廷侃
出版发行:上海交通大学出版社   地 址:上海市番禺路 951 号
邮政编码:200030   电 话:021-64071208
印 制:上海锦佳印刷有限公司   经 销:全国新华书店
开 本:850mm×1168mm 1/32   印 张:3
字 数:78 千字
版 次:2019 年 11 月第 1 版   印 次:2021 年 4 月第 3 次印刷
书 号:ISBN 978-7-313-20799-9
定 价:48.00 元

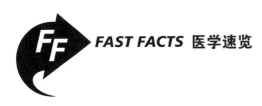

FAST FACTS 医学速览

免疫肿瘤学

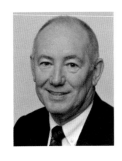

Stephen Clarke OAM MBBS PhD MD FRACP
  FAChPM
主任医师　医学博士　医学教授
澳大利亚　悉尼大学　皇家北岸医院肿瘤内科
澳大利亚　悉尼北区癌症服务部主任
澳洲皇家内科医学院院士

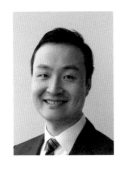

Bob T. Li 李廷侃 MD MPH MBBS FRACP
主任医师　医学博士　首席研究员
美国纽约　纪念斯隆凯特琳癌症中心　胸部肿瘤内科
  新药研发内科
澳洲皇家内科医学院院士

独立声明

我们竭尽所能使本书内容得当、实用。

欢迎读者来函提供改进建议：feedback@fastfacts.com

Fast Facts: Immuno-Oncology
First published November 2017

Text © 2017 Stephen Clarke, Bob T. Li
© 2017 in this edition S. Karger Publishers Limited

S. Karger Publishers Limited, Elizabeth House, Queen Street, Abingdon,
Oxford OX14 3LN, UK
Tel: +44(0)1235 523233

可通过电话或网站订购本书。
有关区域分销商的信息或欲了解如何在网站上订购,请登录: fastfacts. com
欲电话订购,请拨打: +44(0)1752 202301

Fast Facts 是 S. Karger Publishers Limited 的商标。

有关本标题的 CIP 记录,请在大英图书馆查询。

ISBN 978-1-910797-70-9

Clarke S (Stephen)
Fast Facts: Immuno-Oncology/
Stephen Clarke, Bob T. Li

封面图片是 T 细胞攻击经单克隆抗体标记的癌细胞的概念图。
Evan Oto/Science Photo Library.

医学插图由 Graeme Chambers 提供。
排版服务由英国 User Design, Illustration and Typesetting 公司的 Thomas Bohm 提供。
印刷服务由英国 Xpedient Print 公司负责。

前　言

　　免疫肿瘤学的最新进展为癌症治疗带来革命性的变化。通过针对性的免疫系统调节，现在可以有效地治疗一些之前无药可医的晚期癌症，使患者获得持久的治疗反应并且显著地延长他们的生存期。这些科学进展已前所未有地加快了药物注册的审批速度，对许多肿瘤类型，这些充满希望的最新疗法已被纳入到当前的标准治疗之中。尽管在这一领域仍存在着巨大的挑战，并且还有许多悬而未决的问题，但可以预期，免疫肿瘤学将会以更快的速度向前发展。

　　今天，大多数肿瘤学专家需要很好地了解免疫肿瘤学以提供最高水平的诊疗服务。具体内容包括免疫学基础知识，肿瘤免疫编辑，以及多种类型的癌症免疫治疗，包括各种免疫检查点抑制剂。掌握这一不断演变领域的未来发展方向非常重要，但是，由于这一领域的信息量过于庞大，获取其中的关键性内容非常困难，这对时间有限的专业人士而言更是如此。

　　无论您是肿瘤科执业医师、肿瘤科医疗保健人员、医学生、癌症科研人员，或是肿瘤制药工业界专家，《免疫肿瘤学》将以简明扼要、提纲挈领的方式向您呈现所有需要了解的免疫肿瘤学信息。本书以易读易懂的方式撰写，您在轻松阅读本书之余，结合所从事的工作，定能够更深入地理解免疫肿瘤学。

目 录

1 免疫系统的组成

免疫系统逐步进化出保护宿主免受细菌、病毒和真菌等感染性物质侵害的能力，并能识别和消除潜在的有害外来物质。癌症的特点之一是正常情况下会被免疫系统识别为异常的肿瘤细胞获得了躲避免疫系统打击的能力[1]。免疫肿瘤学是新的、多元的、快速发展的治疗策略集合，旨在利用免疫过程以靶向杀灭肿瘤细胞并延长患者的生存期[2]。因此，无论对正常的免疫系统，还是对被肿瘤改变的免疫系统，理解这二者的基本概念是理解潜在的免疫肿瘤治疗的关键。

免疫系统由两个部分组成：**固有**免疫和**适应性**免疫。

（1）固有免疫：由终生存在的机制产生，如提供对抗感染物理屏障的皮肤和黏膜，清除外来物质的白细胞，以及溶菌酶和激肽等血清蛋白。

（2）适应性（获得性）免疫：由机体暴露于外来物质（抗原）后形成抗体而产生，对特定抗原有特异性。

总体来讲，固有免疫应答是对感染或损伤产生快速（数小时内）但非特异性的初始反应，而适应性免疫应答则针对外来抗原，特异性更高且发展持续的时间也更长（见图 1.1）。

1.1 固有免疫

除了皮肤和黏膜的物理屏障之外，固有免疫主要由来源于骨髓干

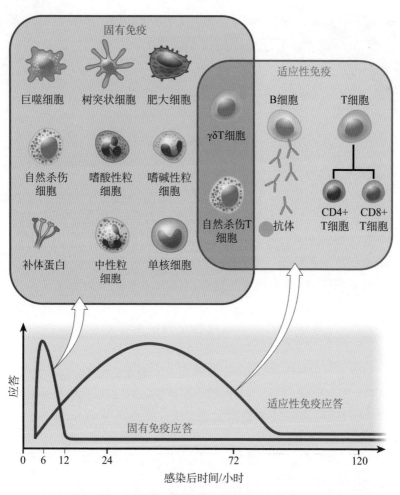

图 1.1 机体在暴露于新的病原体后关键的前几个小时内,最初的防御是非特异固有免疫应答。病原体被多种免疫细胞识别,如本图所示。适应性(获得性)免疫应答对特定病原体具有特异性并在几天内逐步产生

细胞的吞噬细胞产生。这些细胞中最重要的包括巨噬细胞、单核细胞和中性粒细胞;还有其他发挥重要作用的细胞类型,例如自然杀伤(natural killer,NK)细胞(见表 1.1)。

表 1.1　参与固有免疫应答的细胞类型

● 巨噬细胞	● 树突状细胞
● 单核细胞	● 肥大细胞
● 中性粒细胞	● 自然杀伤细胞
● 嗜碱性粒细胞	● 自然杀伤 T 细胞
● 嗜酸性粒细胞	

1）吞噬作用（phagocytosis）

吞噬细胞被病原体等外来物质吸引并吞掉这些外来物质,这一过程称为吞噬作用。随后,外来物质被包含在胞内体中,被细胞器(即溶酶体)中的酶和酸消化。

2）补体系统

补体系统是血浆蛋白级联反应,促进吞噬作用(见图 1.2)。此级联反应包括以下几个过程：

（1）在病原体浆膜上形成孔,引起细胞溶解。

（2）通过包被细胞表面来标记病原体以将其破坏(调理作用)。

（3）将炎症细胞募集到感染或损伤部位。

（4）消除抗原-抗体复合物。

吞噬细胞活化后分泌炎性蛋白,包括细胞因子和白介素(IL)。这些炎性蛋白促使炎性细胞进一步被募集到感染和细胞损伤部位。

3）免疫应答中炎症的作用

炎症是感染或外伤引起组织损伤的主要免疫应答。急性炎症由常驻细胞(resident cell),如巨噬细胞和树突状细胞诱发,这些细胞表面有一种称为模式识别受体(pattern recognition receptors,PRRs)的受体。这些受体识别病原体细胞上的病原体相关分子模式(pathogen-associated molecular patterns,PAMPs)并与之结合,从而激活免疫细胞并释放炎性介质,如组织胺、激酶和前列腺素。这些炎性介质将中性粒细胞和其他吞噬细胞募集到受损组织中。中性粒细胞继而释放细胞

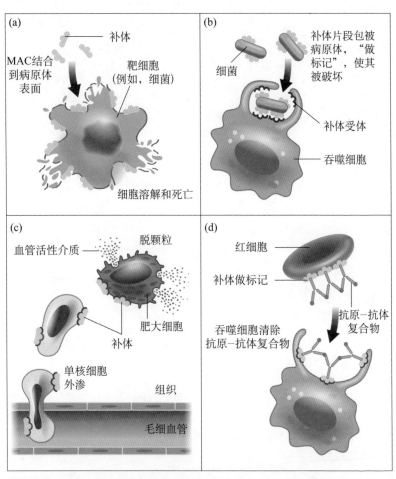

图 1.2 活化的补体系统在固有免疫应答中的功能

（a）补体活化形成膜攻击复合物（membrane attack complex，MAC），MAC 与病原体表面结合，破坏其细胞膜，导致细胞溶解和死亡；（b）蛋白水解补体片段 C3b（以及 C4b 和 iC3b）包被病原体，给其"做标记"，吞噬细胞表达的补体受体能与 C3b、C4b 和 iC3b 相结合，从而对病原体进行破坏（调理作用）；（c）补体片段 C5a、C4a 和 C3a 诱发急性炎症，如通过与肥大细胞结合并诱导脱颗粒，释放组胺等血管活性介质；（d）在脾脏和肝脏中，由于补体在红细胞表面上的免疫复合物，即抗原-抗体（Ag - Ab）复合物上"做了标记"，吞噬细胞按标记清除这些免疫复合物

因子,诱发更多免疫细胞的募集。免疫细胞对细胞因子的释放,导致了炎症的如下特征性表现:

(1) 因局部血管扩张导致发红。

(2) 发热(局限于损伤部位或全身发热)。

(3) 受累组织肿胀。

(4) 疼痛。

重要的是,炎症是几乎所有肿瘤病灶的特点,已被视为癌症的特征之一[1]。在某种程度上,这反映了免疫系统清除癌组织的一种尝试。但目前已认识到炎症本身可通过多种机制促进肿瘤生长,这些机制包括:

(1) 生成生长因子、促血管生成因子和其他可促进肿瘤生长的物质。

(2) 激活了引起高分级恶性肿瘤的细胞生长模式。

(3) 生成活性氧和其他潜在诱变剂[1]。

1.2　适应性(获得性)免疫

获得性免疫应答主要由淋巴细胞介导,可根据参与介导的淋巴细胞类型进行如下分类:

(1) 细胞(或细胞介导的)免疫:由来源于胸腺的 T 细胞介导。

(2) 体液免疫:由来源于骨髓的 B 细胞介导。

在这两种情况下,免疫细胞均在暴露于蛋白质、多糖、脂质或核酸等抗原之后活化,产生针对特异抗原的免疫应答。

1) 自身和非自身识别

适应性免疫应答中的一个关键步骤是抗原向免疫细胞的呈递。所有细胞都有表面抗原,它们与主要组织相容性复合体(major histocompatibility complex,MHC) I 类蛋白形成复合体,使免疫系统能够区分"自身"与"非自身"。除此之外,还有树突状细胞扮演"专业的"抗原呈递细胞(antigen-presenting cells,APC)的角色,表达 MHC

Ⅰ类和Ⅱ类蛋白,它们将与抗原结合并将其呈递给初始(未分化)T细胞(见图1.3)。

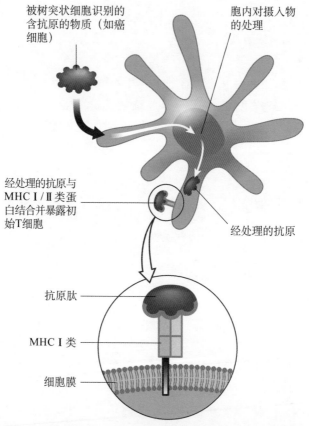

图1.3 树突状细胞处理和呈递抗原。MHC蛋白的作用是作为可识别的"支架",将外来蛋白(抗原)的片段(肽)呈递给未分化的 T 细胞

2) 主要组织相容性复合体

主要组织相容性复合体是一组与来源于病原体(包括肿瘤)的抗原相结合的细胞表面蛋白,将这些抗原展现在细胞表面供 T 细胞识别。

MHC Ⅰ类分子存在于所有有核细胞和血小板表面,对感染细胞诱发细胞毒性 T 细胞应答。MHC Ⅱ类分子只存在于专门的 APC 表面,如树突状细胞,其作用是通过辅助性 T 细胞向免疫系统发出警报。

3) 细胞免疫

位于细胞表面的 T 细胞受体(T cell receptors,TCR)对单个抗原具有特异性,当 TCR 与合适的抗原结合时就被激活。T 细胞可以对多种多样的潜在抗原产生应答的储备,这是基于其在胸腺组织中发育时 TCR 基因的广泛随机重排。这种随机重排将不可避免地偶尔产生与"自身"抗原相结合的 TCR;在这种情况下,T 细胞就通过称为自身耐受的过程清除或灭活。如果这个过程不完全,则可能会出现自身免疫性疾病。

T 细胞所识别的靶抗原为与 MHC 分子一同出现在 APC 表面上的蛋白质序列。

(1) **CD4+ T 细胞**:进一步分为辅助性 T 细胞(T_h)和调节性 T 细胞(T_{reg})。这些细胞所识别的是与 MHC Ⅱ分子相结合的抗原。活化 T_h 细胞所需要的刺激比活化细胞毒性 T 细胞所需要的刺激要小,而 T_h 细胞的活化又可以引起影响多种免疫细胞(包括 APC)的细胞因子的释放。CD4+ T 细胞应答有两个类型:

① Th1 细胞应答主要针对细胞内病原体,其特征是生成干扰素(interferon,IFN)-γ、诱导调理作用以及 B 细胞的抗体生成;

② Th2 细胞应答则对细胞外细菌和寄生虫有效,其特征是生成白细胞介素(interleukin,IL)-4 和 IL-5。

T_{reg} 细胞主要通过各种细胞因子和信号传导机制,包括转化生长因子(transforming growth factor,TGF)-β 和 IL-10,来调节与抑制自然和效应 T 细胞的免疫应答。T_{reg} 细胞调节常见的环境过敏原的免疫应答,防止出现特应性或不良炎症。但是,这类细胞在维持外周耐受方面的作用被癌症所利用,以逃避免疫系统。

(2) **CD8+ 细胞毒性 T 细胞**:(亦称为杀伤 T 细胞),由呈递在 MHC Ⅰ类分子上的细胞内病原体的抗原所激活。这些细胞活化后触发一种称为**克隆选择**的过程,在此期间,T 细胞增殖生成效应 T 细胞群 (T_{eff})。这些细胞识别带有唯一 MHC I-抗原复合物的细胞,释放可溶解该细胞的酶和毒素,并诱导程序性细胞死亡(细胞凋亡)。要防止感染期间出现广泛的组织损伤,CD8＋细胞的活化需要 3 个信号(见图 1.4):

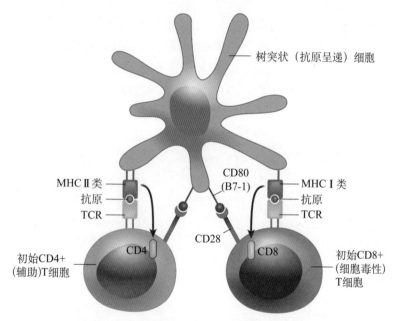

图 1.4　细胞毒性 T 细胞的激活。CD8＋细胞毒性 T 细胞被主要组织相容性复合体(MHC)Ⅰ类分子上呈递的细胞内病原体抗原所激活。CD4＋细胞识别 MHC Ⅱ类分子上呈递的抗原。激活需要 3 个信号:抗原与 TCR 相结合;MHC Ⅰ类或Ⅱ类分子分别与 T 细胞上附带的 CD8 或 CD4 分子相结合;抗原呈递(树突状)细胞上 CD80(B7 - 1)与 T 细胞上 CD28 相结合而产生的协同调节信号(改编自 Messerschmidt 等,2016)

　　① 抗原与 TCR 相结合;

　　② MHC Ⅰ类或Ⅱ类分子分别与 T 细胞上附带的 CD8 或 CD4 分子相结合;

　　③ APC 上的 CD80(B7 - 1)与 T 细胞上 CD28 结合而产生的协同

调节(协同刺激和协同抑制)信号：APC 上的 CD80(B7 - 1)与 T 细胞上的 CD28 结合后产生正信号,使 T 细胞杀死含有相关抗原的细胞,而 APC 上的 CD80(B7 - 1)与 T 细胞上的细胞毒性 T 淋巴细胞相关蛋白 4(cytotoxic T-lymphocyte-associated protein 4,CTLA - 4)相结合则会防止 T 细胞杀死含有抗原的细胞。

4) 体液免疫

体液免疫是指 B 细胞针对特定抗原生成相应抗体(免疫球蛋白)。B 细胞识别自然的、未经处理的抗原形态,这与 T 细胞免疫时抗原在细胞内被处理后与 MIIC 分子一同在细胞表面表达有所不同。

B 细胞受体(B cell receptor,BCR)由识别特定抗原的抗体组成。抗原与 BCR 相结合而激活 B 细胞,之后约 90% 的 B 细胞分化为短期抗体生成细胞(浆细胞)(见图 1.5)。抗体和抗原结合使抗原更易被吞噬并启动补体系统。抗原被清除后,浆细胞通过程序性细胞死亡(凋亡)被清除。剩下约 10% 的活化 B 细胞分化为长期抗原特异记忆性 B 细胞(见图 1.5);这可以使机体在再次暴露于相同抗原的情况下快速启动

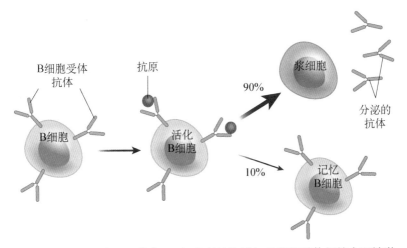

图 1.5 B 细胞的激活和分化。B 细胞通过抗原与 B 细胞受体相结合而被激活。随后,约 90% 的细胞分化成寿命短的产生抗体的细胞(浆细胞),剩下约 10% 分化为寿命长的抗原特异记忆性 B 细胞

免疫应答。

B 细胞完全活化和分化需要额外的协同刺激信号。这些信号来自于 T_h 细胞或 T 细胞非依赖性机制，例如 Toll 样受体配体（在固有免疫系统识别抗原的过程中发挥重要作用的一组蛋白质）。

1.3 固有免疫和适应性免疫的内在关系

固有免疫和适应性免疫这两个系统之间有密切的内在关系，这种关系由细胞因子和其他信使所介导（见图 1.6）。NK 细胞特征明确的功能之一是抗体依赖性细胞介导的细胞毒性（antibody-dependent cell-mediated cytotoxicity，ADCC）。NK 细胞是固有免疫系统的一部分，其通过与抗原特异性免疫球蛋白（immunoglobulin，Ig）G 的 Fc 部分结

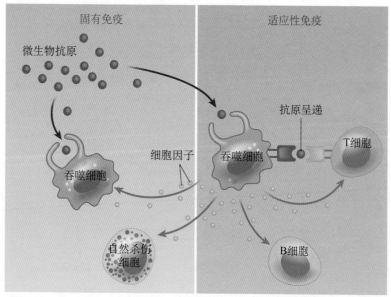

图 1.6　由细胞因子和其他信使介导的固有免疫与适应性免疫系统的内在关系（摘编自 https://clinicalgate.com/cells-tissues-and-organs-of-the-immune-system）

合而与适应性体液免疫协作。NK 细胞的活化则是通过其细胞表面的 CD16 与 IgG 的 Fc 部分交联而达成。NK 细胞被激活后通过释放溶解性颗粒状内容物而清除靶的。固有免疫系统的其他效应细胞，如巨噬细胞、中性粒细胞和嗜酸性粒细胞，也可以通过类似的机制介导 ADCC。

1.4 免疫耐受的产生

免疫耐受指免疫系统对正常情况下诱发免疫应答的刺激没有反应的状态。这是肿瘤细胞逃避免疫系统的重要机制。

免疫耐受可为中枢性或外周性，这取决于耐受被诱发的部位：

（1）中枢耐受：在胸腺和骨髓中被诱发。

（2）外周耐受：在淋巴结或其他组织中被诱发。

1）中枢耐受

中枢耐受是免疫系统学习如何区分"自身"与"非自身"的主要机制。分别在胸腺和骨髓中成熟的 T 淋巴细胞和 B 淋巴细胞表达有自身抗原，含有这些抗原受体的细胞通过凋亡或诱发为免疫失能（anergy）的失活状态而被清除掉。部分自身反应性 B 细胞因处于刺激其受体时的无反应状态而可能被保留；相反，某些反应较弱的自身反应性 T 细胞则可分化为天然调节性 T 细胞（natural regulatory T cells, nT_{reg}），这些细胞可在外周削弱潜在的 T 细胞自身反应性（见下）。

2）**外周耐受**

外周耐受在防止免疫系统对过敏原或肠道微生物等环境因素产生高反应性的方面发挥着关键作用。外周耐受有若干机制，主要涉及 T 细胞群，特别是 CD4＋ Th 细胞的调制。

（1）胸腺中未被清除的自身反应性 T 细胞可被 nT_{reg} 细胞中和，如上所述。

（2）反复暴露于抗原之后，初始 CD4＋ T_h 细胞分化为诱导性 T_{reg} 细胞，该过程由 T 细胞活化后生成的 IL-12 以及 APC 分泌的 TGF-β 介导。

（3）外周耐受还可由其他与 T_{reg} 细胞相似的 T 细胞群介导,例如表达 IL - 10 的 TR1 细胞,和分泌 TGF - β 的 Th3 细胞。

（4）一些树突状细胞可产生吲哚胺 2,3 -双加氧酶(indoleamine 2,3-disoxygenase,IDO),该酶可耗尽 T 细胞增殖中所需细胞内色氨酸的供应。

除了这些 T 细胞机制之外,B 细胞所表达的 CD22 以及 B 细胞中产生的 IL - 10 和 TGF - β 皆可导致外周耐受。其中 CD22 是降低 BCR 活化的非特异性受体抑制剂。

要点——免疫系统的组成

- 免疫系统由两个部分组成:**固有**免疫和**适应性(获得性)**免疫。固有免疫是由终生存在的机制产生,适应性(获得性)免疫是机体暴露于抗原后产生免疫应答而产生,对该抗原具有特异性。

- 固有免疫主要由来源于骨髓干细胞的吞噬细胞产生,这些吞噬细胞主要是巨噬细胞、单核细胞和中性粒细胞。

- 适应性免疫有两种形式:来源于胸腺的 T 细胞介导的细胞免疫和来源于骨髓的 B 细胞介导的体液免疫。

- 细胞免疫中 T 细胞所识别的靶抗原,为与 MHC 分子一同出现在 APC 表面上的蛋白质序列。
    - CD4＋ T 细胞的活化引起细胞因子的释放,并由此影响包括 APC 在内的多种免疫细胞。
    - CD8＋细胞毒性 T 细胞活化触发克隆选择,在此期间 T 细胞增殖生成效应 T 细胞群。该细胞群释放酶和毒素,可溶解含有抗原的细胞的膜并诱发程序性细胞死亡(凋亡)。

- 体液免疫是指 B 细胞针对特定抗原生成相应的抗体。

- 免疫耐受是免疫系统对正常情况下可诱发免疫应答的刺激没有反应的状态。这种状态根据耐受发生的部位可分为中枢性或外周性。免疫耐受是肿瘤细胞逃避免疫系统的重要机制。

参考文献

[1] Hanahan D, Weinberg RA. Hallmarks of cancer: the next generation [J]. Cell, 2011,144(5): 646 - 674.

[2] Kamta J, Chaar M, Ande A, et al. Advancing cancer therapy with present and emerging immuno-oncology approaches [J]. Front Oncol, 2017,7: 64.

推荐阅读

Messerschmidt JL, Prendergast GC, Messerschmidt GL. How cancers escape immune destruction and mechanisms of action for the new significantly active immune therapies: helping nonimmunologists decipher recent advances[J]. Oncologist, 2016,21(2): 233 - 243.

2 肿瘤如何逃避免疫系统

利用免疫系统攻击癌细胞这一可能性最早在 100 多年前就已被提出[1],但直至近期的突破性进展之前,肿瘤免疫疗法的有效性一直令人难以捉摸,这主要是由于癌细胞具有逃避免疫系统的能力。实际上,正如上一章所言,癌细胞的这种能力可被视为癌症的定义性特征之一[2]。

2.1 癌症的免疫循环

免疫系统对癌细胞的应答是一个循环过程(见图 2.1),原则上此循环过程可自行持续,从而增强免疫应答。最初,NK 细胞探查出癌细胞,并与癌细胞表面特异性配体相互作用而将其解体。癌细胞的解体释放了癌抗原,其与树突状细胞或其他 APC 相结合,促使 APC 分泌细胞因子并启动了淋巴组织中 T 细胞的活化。这些细胞毒性 T 细胞被运输至肿瘤部位,随后与癌细胞表面上 MHC I 类蛋白结合并杀灭目标癌细胞。这导致了抗原的进一步释放,从而增强了免疫应答。但免疫应答过程中的每一步均有多种调节因子参与,包括正向调节因子和负向调节因子。负向调节因子可建立反馈回路以减弱或阻断免疫应答。这些机制除了能使肿瘤细胞逃避免疫攻击外,实际上还能促进肿瘤的进展。

2.2 癌细胞的免疫编辑:"3 个 E"

认识到免疫系统既可抑制亦可促进肿瘤生长,人们的关注点开始从免疫监视(主要是识别和清除癌细胞)转移至**免疫编辑**(包括免疫监视和促增殖机制)。根据癌症类型和患者的个体特征,肿瘤免疫编辑可通过至少三个方面(可统称为"3 个 E":Elimination"清除"、Equilibrium"平衡"和 Evasion"逃逸")来控制(见表 2.1)[3,4]。

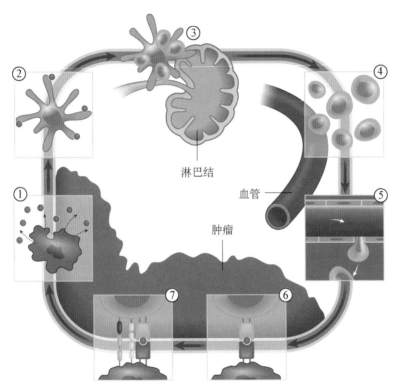

淋巴结

血管

肿瘤

图 2.1 癌症的免疫循环

①癌细胞的解体释放了癌抗原;②癌抗原结合至树突状细胞或其他 APC;③随后,APC 分泌细胞因子,继而激活淋巴组织中 T 细胞;④活化的(细胞毒性)T 细胞通过血液被运输至肿瘤病灶;⑤细胞毒性 T 细胞浸润肿瘤床;⑥到达肿瘤病灶时,细胞毒性 T 细胞与癌细胞表面上 MHC Ⅰ类蛋白结合;⑦癌细胞被毁损灭杀从而导致癌抗原释放(重复第①步)
APC:抗原呈递细胞;MHC:主要组织相容性复合体(改编自 Chen 等 2013)

表 2.1　肿瘤免疫编辑的 3 个 E

Elimination—清除	一部分癌细胞被免疫系统识别为异己,并被毁损灭杀
Equilibrium—平衡	一部分癌细胞持续存在,但免疫应答足以预防其增殖。但最终选择性清除压力,导致那些可逃避免疫应答的细胞占优,从而导致……
Evasion—逃逸	抗性癌细胞获得逃避免疫细胞探查或清除的能力,导致临床上出现明显的疾病

2.3　肿瘤如何逃避免疫攻击

肿瘤细胞可通过多种方式阻断免疫应答:

(1) 癌细胞抗原可不被树突状细胞或 APC 识别。

(2) 癌抗原可被视为自身抗原,而非外来抗原,导致出现调节性 T 细胞(T_{reg})应答而非特异性癌症效应应答。

(3) T 细胞可能不被运输至肿瘤部位,或被阻止浸润肿瘤。

(4) 肿瘤微环境中的因子(见第 20 页)可抑制效应 T(T_{eff})细胞。

实现这些作用的两种主要机制涉及免疫检查点程序性细胞死亡受体-1(programmed cell death-1, PD-1)和 CTLA-4。这两种机制均是免疫肿瘤学的重要治疗靶点(参见第 4 章)。

1) PD-1 受体通路

T 细胞表面上的 PD-1 受体在调节 T 细胞募集和活化中具有重要作用。癌细胞对该受体的配体——程序性细胞死亡受体-1 配体(PD-L1)的过度表达已在数种癌症中被报告,包括黑色素瘤、肺癌、肾癌、头颈癌和直肠癌[5]。PD-1 受体与其配体 PD-L1 的结合可通过两种方式影响对癌细胞的免疫应答。

(1) 在淋巴结中,肿瘤浸润性免疫细胞中 PD-L1 的过度表达可阻止新的细胞毒性 T 细胞的启动和活化,随后阻止这些免疫细胞被募集至肿瘤部位。

（2）在肿瘤微环境内，癌细胞和免疫细胞（如巨噬细胞、树突状细胞和 T 细胞）上 PD-L1 的上调导致细胞毒性 T 细胞失活。

在这两种情况下，PD-L1 与 T 细胞表面上的 PD-1 相结合，导致 T 细胞耐受的出现和发展，同时导致 T 细胞增殖减少、细胞因子表达降低以及抗原识别能力的削弱（见图 2.2）。

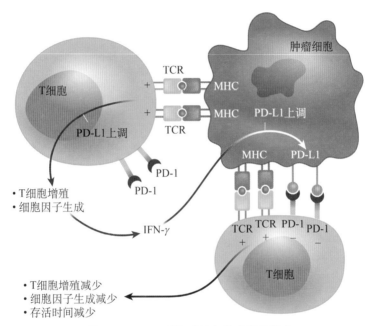

图 2.2 PD-1 受体对 T 细胞功能的影响

T 细胞表面上 PD-1 与肿瘤细胞上配体（PD-L1）结合导致发生 T 细胞耐受、T 细胞增殖减少、细胞因子表达降低和抗原识别能力的削弱以及 T 细胞存活时间减少。IFN-γ：干扰素-γ；MHC，主要组织相容性复合体；PD-1，程序性细胞死亡受体-1；PD-L1，PD-1 受体配体；TCR，T 细胞受体（改编自 Buchbinder 等，2016）[6]

2) CTLA-4 通路

如第 1 章所述，细胞毒性 CD8+ T 细胞活化需要 APC 和 T 细胞上 CD80(B7-1) 和 CD28 的结合所产生的正向共调节（或共刺激）信号参与。另一方面,APC 上 CD80(B7-1)与 T 细胞上 CTLA-4 结合产生负向信号,导致 T 细胞产生的 IL-2 减少,以及 T 细胞增殖和存活时间的减少(见图 2.3)。因此,CTLA-4 是一个重要的免疫检查点和肿瘤免疫治疗靶点。

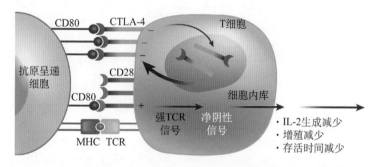

图 2.3　CTLA-4 对 T 细胞功能的影响

抗原呈递细胞上 CD80(B7-1)与 T 细胞上 CTLA-4 结合导致 T 细胞产生的 IL-2 减少以及 T 细胞增殖和存活时间减少。CD,分化簇;CTLA-4,细胞毒性 T 淋巴细胞相关抗原;IL,白细胞介素;MHC,主要组织相容性复合体;TCR,T 细胞受体(改编自 Buchbinder 等,2016)[6]

3) PD-1/PD-L1 与 CTLA-4 通路之间的差异

PD-1/PD-L1 与 CTLA-4 通路之间的差异蕴含了它们在免疫肿瘤学中作为治疗靶点的用途[7]。特别需要指出的是,PD-1 的作用主要受限于肿瘤部位,非癌性组织中 PD-L1 表达水平较低。而且,作用于 PD-1/PD-L1 的疗法有可能使免疫系统中肿瘤导致的相关改变得到重建,同时使自身抗原的正常外周耐受不受影响。以上差异表明,PD-1/PD-L1 与 CTLA-4 两种通路的联合阻断可能具有抗肿瘤协同作用:CTLA-4 阻断使更多 T 细胞群活化和增殖,并减少 T_{reg} 介导的免疫抑制;PD-1/PD-L1 阻断可恢复静息 T 细胞的活性(见图 2.4)。因此有观点认为,针对 PD-1/PD-L1 的治疗应被称为**肿瘤部位免疫调节治疗**,以与 CTLA-4 阻断相区分[7]。

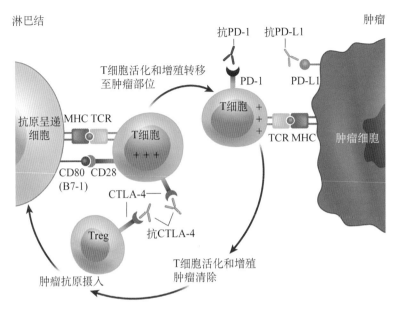

图 2.4 PD‑1 与 CTLA‑4 联合阻断的潜在协同抗肿瘤效应

CTLA‑4,细胞毒性 T 淋巴细胞相关抗原‑4;MHC,主要组织相容性复合体;PD‑1,程序性细胞死亡受体‑1;PD‑1,PD‑1 受体配体;TCR,T 细胞受体;T_{reg},调节性 T 细胞(改编自 Buchbinder 等,2016)[6]

4) T 细胞上的其他抑制性受体

T 细胞上的其他抑制性受体包括 TIM‑3、BTLA、VISTA 和 LAG‑3,可代表免疫治疗的其他靶点(见图 2.5)。此外,激动性受体对 T 细胞的刺激可促进 T 细胞活化。这些受体部分包括 CD28、OX40、GITR、CD‑137、CD27 和 HVEM。其他分子,例如与 PD‑1 有共抑制作用且同时影响 T 细胞活性的 T 细胞免疫受体伴免疫球蛋白和免疫受体酪氨酸抑制基序(ITIM)域〔T‑cell immunreceptor with immunoglobulin and immunoreceptor tyrosine‑based inhibitory (ITIM) domains,TIGIT〕,也可成为靶点。对癌症免疫调节生物学的进一步理解有助于确定治疗性干预的最佳靶点以及不同组合。

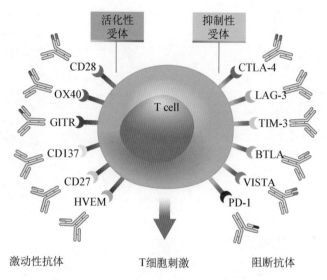

图 2.5　T 细胞上的活化性受体和抑制性受体

2.4　肿瘤微环境的重要性

　　肿瘤是由多种类型细胞组成的复杂结构,它们可创造不断演变的免疫抑制微环境(见图 2.6)。这种微环境可通过多种机制抑制肿瘤应答,并促进肿瘤生长(见表 2.2)。

　　除癌细胞本身外,还有多种不同类型的细胞可促成肿瘤微环境(见图 2.6)。这些细胞包括:

　　(1)癌症干细胞(cancer stem cells,CSC):对常用化疗药物耐药,且可能在肿瘤表面上被成功地消灭后促使疾病复发。

　　(2)内皮细胞:尤其是肿瘤血管中的内皮细胞,其在肿瘤血管生成中起重要作用。

　　(3)周细胞:一种与平滑肌细胞相关的特化间质细胞类型,支撑肿瘤内皮细胞。

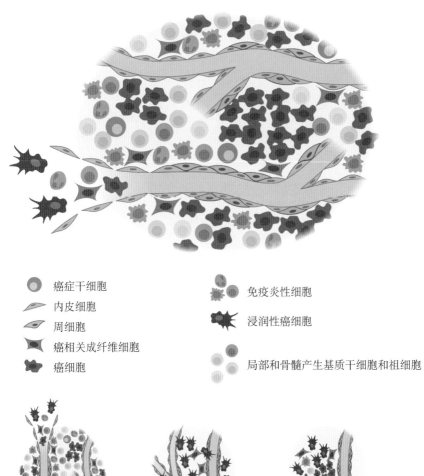

癌症干细胞

内皮细胞

周细胞

癌相关成纤维细胞

癌细胞

免疫炎性细胞

浸润性癌细胞

局部和骨髓产生基质干细胞和祖细胞

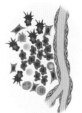

主要肿瘤微环境核心   浸润性肿瘤微环境   转移性肿瘤微环境

图 2.6 实体瘤中存在的细胞类型（顶部图）。产生的免疫抑制微环境（底部图）不断演变（改编自 Hanahan 和 Weinberg，2011）[2]

表 2.2 促成肿瘤免疫抑制微环境的机制[8]

免疫排除	• 改变趋化因子的表达以削弱 T 细胞向肿瘤部位的转运 • 物理屏障或代谢屏障
抑制性免疫细胞的调节	• 引导 T_{reg} 介导的免疫耐受: 　— 通过分泌 TGF-β 引导 T_{reg} 分化 　— 通过分泌 CCL22 募集循环 T_{reg} • 减少骨髓来源的抑制性细胞转化为树突状细胞
通过与 T 细胞的直接相互作用实现免疫抑制	• 负向共调节分子的过度表达,如 PD-1 和 CEACAM1

CCL22,C-C 类趋化因子 22;CEACAM1,癌胚抗原相关细胞黏附分子 1;PD-1,程序性细胞死亡受体-1;TGF-β,转化生长因子-β;T_{reg},调节性 T 细胞

(4) 免疫炎性细胞:包括具有促进肿瘤活性的细胞,例如各亚型的巨噬细胞、肥大细胞和中性粒细胞,以及部分分化的髓样祖细胞。

(5) 癌相关成纤维细胞。

(6) 肿瘤基质中的干细胞和祖细胞。

2.5 免疫肿瘤学治疗的目的

免疫肿瘤学治疗的目的是恢复免疫细胞识别并消灭癌细胞的能力。这种可能性可以通过以下任一方式实现:

(1) 直接激活免疫系统,例如接种疫苗。

(2) 削弱肿瘤对免疫系统的抑制作用。

要点——肿瘤如何逃避免疫系统

• 当存在癌细胞时,免疫应答有可能成为一个自行持续的循环过程。然而,大量负调节因子的存在使肿瘤细胞可以逃避免疫系统的攻击。

- 肿瘤免疫编辑有三部分,称为"3 个 E"——清除(Elimination)、平衡(Equilibrium)和逃逸(Evasion):
  - 初始清除阶段,免疫系统将一些癌细胞识别为异己并将其灭杀;
  - 平衡阶段,一些癌细胞持续存在,但免疫应答足以预防其增殖;
  - 但最终选择性清除压力导致那些可逃避免疫应答的细胞占优势,即逃逸阶段。
- 免疫检查点分子 PD‐1 和 CTLA‐4 是肿瘤细胞具有逃避免疫系统能力的关键因素,但也存在多种其他潜在靶点,其中一些在 T 细胞活化中具有抑制活性,其他则具有激动活性。
- 实体瘤中包含多种细胞类型,这些细胞共同促成有利于肿瘤生长和逃避免疫系统的微环境。

参考文献

[1] Kreamer KM. Immune Checkpoint Blockade: A New Paradigm in Treating Advanced Cancer[J]. J Adv Pract Oncol, 2014,5(6): 418 - 431.

[2] Hanahan D, Weinberg RA. Hallmarks of cancer: the next generation[J]. Cell, 2011,144(5): 646 - 674.

[3] Schreiber RD, Old LJ, Smyth MJ. Cancer immunoediting: integrating immunity's roles in cancer suppression and promotion[J]. Science, 2011, 331(6024): 1565 - 1570.

[4] Dunn GP, Old LJ, Schreiber RD. The three Es of cancer immunoediting [J]. Annu Rev Immunol, 2004,22: 329 - 360.

[5] Herbst RS, Soria JC, Kowanetz M, et al. Predictive correlates of response to the anti-PD-L1 antibody MPDL3280A in cancer patients [J]. Nature, 2014,515(7528): 563 - 567.

[6] Buchbinder EI, Desai A. CTLA-4 and PD-1 pathways: similarities, differences, and implications of their inhibition[J]. Am J Clin Oncol, 2016,39(1): 98 - 106.

[7] Wang J, Yuan R, Song W, et al. PD-1, PD-L1 (B7-H1) and tumor-site immune modulation therapy: the historical perspective [J]. J Hematol Oncol, 2017,10(1): 34.

推荐阅读

[1] Li C, He H, Zhu M, et al. Molecular characterisation of porcine miR-155 and its regulatory roles in the TLR3/TLR4 pathways [J]. Dev Comp Immunol, 2013, 39 (1 - 2): 110 - 116.

[2] Finn OJ. Immuno-oncology: understanding the function and dysfunction of the immune system in cancer [J]. Ann Oncol. 2012, 23 (Suppl 8): viii 6 - 9.

[3] Robainas M, Otano R, Bueno S, et al. Understanding the role of PD-L1/PD1 pathway blockade and autophagy in cancer therapy [J]. Onco Targets Ther, 2017, 10: 1803 - 1807.

肿瘤免疫疗法的作用机制

就癌症而言,"免疫疗法"这一术语涵盖了多种方法学,并针对不同的免疫靶点。

3.1 肿瘤免疫学的发展历史

肿瘤免疫的概念可追溯至 1893 年,距今已有 100 多年的历史(见图 3.1)。这一年,美国外科医生兼癌症研究员——William Coley 发现癌症患者术后如发生细菌感染,癌症病情反而会有所缓解。他由此提出以下观点:激活免疫系统肯定有助于抗癌[1,2]。随后在 1909 年,Paul Ehrlich 表示免疫系统对预防癌症发病起到举足轻重的作用[3]。但直到 20 世纪中叶,Lewis Thomas 和 Frank MacFarlane Burnet 才提出以下假设:免疫系统可通过免疫监视消除癌细胞,而且该过程取决于免疫系统对肿瘤相关抗原的识别[4,5]。随后经过 Lloyd Old 和 Robert Schreiber 的实验室检验,免疫监视的概念发展为"免疫编辑",该概念反映了肿瘤细胞具有逃避免疫系统的能力[6]。随着对免疫编辑潜在机制理解的不断加深,目前已确定了大量潜在的治疗靶点,其中一些靶点,尤其是 20 世纪 90 年代由 James Allison 首次证实的免疫检查点抑制,已在临床实践中展现出良好的治疗前景[7,8]。2013 年,肿瘤免疫疗法被《科学》杂志评为"年度突破",实至名归[9]。

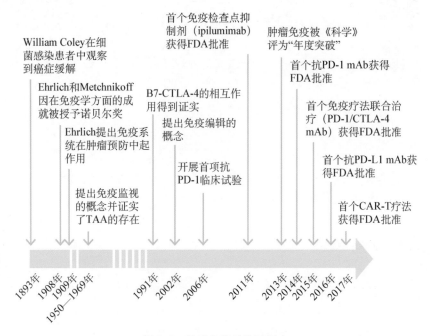

图 3.1 肿瘤免疫的发展历史

CAR‐T,嵌合抗原受体 T 细胞;CTLA‐4,细胞毒性 T 淋巴细胞相关蛋白 4;FDA,美国食品药品监督管理局;mAb,单克隆抗体;PD‐1,程序性细胞死亡受体‐1;PD‐L1,程序性细胞死亡受体‐1 配体;TAA,肿瘤相关抗原[1-9]

3.2 何种肿瘤对肿瘤免疫疗法有潜在的敏感性?

很显然,不同癌症对肿瘤免疫疗法的潜在敏感性取决于该肿瘤触发免疫应答的能力(免疫原性)。癌症的特点是基因突变不断蓄积,其中许多突变导致癌症特异性抗原的表达,这种特异性抗原在癌细胞表面可与 MHC I 类分子结合[10]。这些抗原‐MHC 复合物可被细胞毒性 CD8+淋巴细胞识别,而细胞毒性 CD8+淋巴细胞一旦活化就可引发免疫应答而对抗癌症。因此,与突变率低的肿瘤相比,体细胞突变率高的肿瘤可能对肿瘤免疫疗法更为敏感。

不同类型的肿瘤之间,以及单个类型肿瘤的内部,体细胞突变率均存在很大差异:最高与最低突变率之间可能相差 1000 倍(见图 3.2)。高突变率常见于皮肤癌、肺癌、膀胱癌和胃癌,而低突变率常见于血液科和儿科癌症。值得注意的是,诸如吸烟或紫外线等致癌物质诱导的肿瘤也可观察到高突变率。

3.3 肿瘤免疫治疗的潜在靶点

目前正在研究各种肿瘤免疫疗法的策略,有的已被应用于临床实践。根据它们激活针对肿瘤细胞的免疫应答的能力,传统上将免疫疗法分为被动型和主动型(见表 3.1),但是该分类法未能充分反映药物-宿主-肿瘤之间复杂的相互作用[12]。因此,有建议根据抗原特异性对免疫疗法进行分类。但问题是,即使一开始仅针对单个抗原进行的治疗,最终也会对多种抗原产生应答,这种现象被称为表位扩展[12]。

表 3.1 肿瘤免疫疗法的可能类型

主动免疫疗法	被动免疫疗法
• 抗癌疫苗(预防性和治疗性)	• 肿瘤靶向单克隆抗体
• 免疫刺激细胞因子	• 过继性细胞输注
• 促炎性细胞因子抗体	• 溶瘤病毒
• 免疫调节性单克隆抗体	
• 免疫抑制代谢抑制剂	
• 模式识别受体激动剂	
• 免疫原性细胞死亡诱导剂	

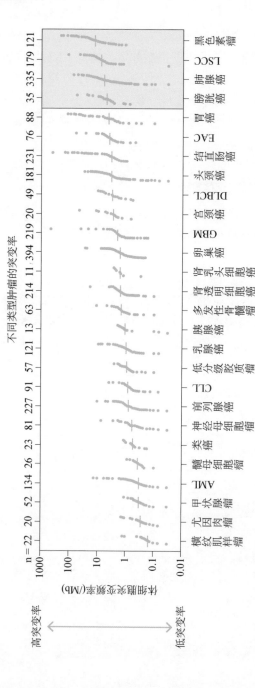

图 3.2 不同类型肿瘤的体细胞突变率。每个圆点对应一个肿瘤—正常配对，纵轴表示体细胞总突变率。突变率最高的肿瘤（该图右侧）预计对肿瘤免疫疗法最为敏感

AML，急性髓系白血病；CLL，慢性淋巴细胞白血病；DLBCL，弥漫性大 B 细胞淋巴瘤；EAC，食道腺癌；GBM，多形性胶质细胞瘤；LSCC，肺部鳞状细胞癌（经许可复制自 Lawrence 等，2013）[11]

3.4　被动免疫疗法

1) 肿瘤靶向单克隆抗体

肿瘤靶向单克隆抗体是可特异性靶向作用于恶性肿瘤细胞的单克隆抗体(mAb),也是被描述的最全面的肿瘤免疫疗法形式之一。

其作用方式可能包括以下方面:

(1) 抑制肿瘤细胞的信号通路。

(2) 将共轭细胞毒素或放射性核素递送至肿瘤部位。

(3) 对肿瘤细胞的调理作用和 ADCC 的活化、抗体依赖性吞噬作用和补体介导的细胞毒性。

(4) 通过双特异性 T 细胞衔接分子(BiTEs®,安进)起效,BiTEs® 由靶向作用于肿瘤相关抗原(TAA)和 T 细胞表面抗原的两种抗体的单链可变区片段组成。

通过这些方式起作用的 mAb 见表3.2 的示例。

表 3.2　单克隆抗体的抗肿瘤活性机制

机制	示例	治疗靶点	适应证
特异性地抑制肿瘤细胞信号传导	西妥昔单抗	EGFR	头颈癌
与毒素或放射核素形成共轭	曲妥珠单抗(T DM1)	HER2	乳腺癌
癌细胞的调理作用	利妥昔单抗	CD20	慢性淋巴细胞白血病
BiTE	blinatumomab	CD19/CD13	B 细胞急性淋巴母细胞白血病

BiTE ®,双特异性 T 细胞衔接分子;EGFR,表皮生长因子受体;HER2,人表皮生长因子受体-2;TNF,肿瘤坏死因子

2) 过继性细胞输注

过继性细胞输注(adoptive cell transfer,ACT)是一种细胞型肿瘤

免疫疗法。在治疗过程中,从患者体内采集循环血液中的或肿瘤浸润的淋巴细胞,根据需要进行离体修饰以便攻击新生特异性肿瘤抗原,并在淋巴清除和预处理后回输至患者体内(见图 3.3)。

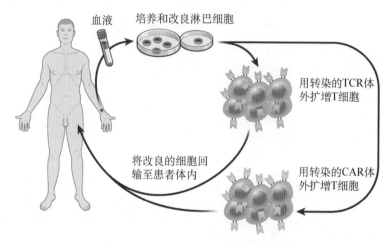

血液　　培养和改良淋巴细胞

用转染的TCR体外扩增T细胞

将改良的细胞回输至患者体内

用转染的CAR体外扩增T细胞

图 3.3　过继性细胞输注(ACT)的原理。从患者体内采集循环血液的或肿瘤浸润的淋巴细胞,根据需要进行离体修饰以攻击新生特异性肿瘤抗原,并在淋巴清除和预处理后回输至患者体内。CAR,嵌合抗原受体;GM-CSF,粒细胞巨噬细胞集落刺激因子;TCR,T 细胞受体(改编自 Kamta 等,2017)[1]

ACT 疗法在血液类癌症中,应答率可达 80%～90%,但目前该方法仅限于少数专科中心[13]。

3) CAR-T 疗法

CAR-T 疗法目前备受关注的一种 ACT 疗法,是嵌合抗原受体表达 T(chimeric antigen receptor-expressing T, CAR-T)细胞疗法。该疗法中的 T 细胞经过基因修饰可表达跨膜蛋白,该蛋白由合成的 T 细胞受体(靶向作用于预定肿瘤表达的抗原)组成。输注这些细胞后,患者免疫系统将开始普查并与特异性地表达该抗原的癌细胞对抗。该方法在 CD19+B 细胞血液恶性肿瘤的临床试验中已经展现出了良好的治疗前景[14,15]。

之后的几代 CAR－T 细胞增加了优化细胞活化程度的共刺激信号域,经进一步修饰即可产生"装甲 CAR－T 细胞",优化了的细胞可分泌细胞因子或表达配体,这样就可以在不利的肿瘤微环境中增强疗效。在各种血液恶性肿瘤和实体瘤患者中开展的临床试验正在进行,而 CAR－T 治疗被 FDA 首次获批是一个重要里程碑。基于一项Ⅱ期多中心注册试验得出的 82% 缓解率,美国食品药品监督管理总局(FDA)已批准允许 Kymriah™(tisagenlecleucel,曾用名:CTL019)静脉输注用于治疗年龄≤25 岁、难治性或≥2 次复发的前体 B 细胞急性淋巴母细胞白血病(acute lymphoblastic leukemia, ALL)患者[16]。

4) 溶瘤病毒

溶瘤病毒是一类非致病性病毒,可特异性感染癌细胞。该类病毒可通过两种方式杀死癌细胞:

(1) 病毒感染引起细胞代谢过度、导致自然的细胞病变。

(2) 潜在致死性基因产物的表达。

截至目前,通过基因工程得到的溶瘤性单纯疱疹病毒株——Imlygic™(T－VEC/Talimogene laherparepvec),可直接注射到局部晚期不可切除黑色素瘤中。基于一项Ⅲ期阳性随机对照试验的结果,这是迄今美国 FDA 和欧洲药品管理局唯一批准的溶瘤病毒疗法[17]。目前 T－VEC 单药或与免疫检查点抑制剂联合针对多种癌症的临床试验正在进行中。

3.5 主动免疫疗法

1) 预防性抗病毒疫苗

多种恶性肿瘤的发生涉及病毒(见表 3.3),而随着病毒感染与癌症之间新的联系被不断发现,这二者的关联性很可能会愈发密切。这层关联同时也为利用抗病毒疫苗预防癌症提供了可能性。目前取得的最好成果是乙型肝炎病毒和抗人乳头状瘤病毒(human papillomavirus,

HPV,约70％的宫颈癌病例由此导致)亚型的疫苗。中国台湾自1984年起强制全体婴幼儿接种抗乙型肝炎疫苗,从中得到的数据表明乙型肝炎和肝细胞癌发生率均有所下降[18]。对于HPV疫苗的预防效果,虽然目前仅有初步数据,但研究模型显示这将是预防HPV相关恶性肿瘤的一种非常成功且经济有效的手段,对宫颈癌和头颈癌发病率高的低收入人群尤其如此[19]。

表3.3 参与癌症发病的病毒

病毒	癌症类型
乙型/丙型肝炎病毒	肝细胞癌
Epstein-Barr病毒	鼻咽癌、伯基特淋巴瘤
人乳头状瘤病毒	宫颈癌、肛门癌、头颈部鳞状细胞癌
人疱疹病毒8型	卡波西肉瘤
人嗜T淋巴细胞病毒Ⅰ型	成人T细胞白血病/淋巴瘤
默克尔细胞多瘤病毒	默克尔细胞癌
人体免疫缺陷病毒	多种恶性疾病

2) 治疗性疫苗

（1）**树突状细胞免疫疗法**。树突状细胞免疫疗法通常包含以下步骤:从患者或供者体内分离单核细胞,添加诸如粒细胞-巨噬细胞集落刺激因子(granulocyte - macrophage colony-stimulating factor, GM - CSF)等诱导树突状细胞成熟的物质,在此条件下于体外进行增殖和分化;接着将活化的树突状细胞暴露于TAA或编码TAA的mRNA中,最后再回输入患者体内。另一种情况是在体外将树突状细胞与灭活癌细胞融合,形成一种称为"dendritome"的杂合物。这两种情况下,树突状细胞均负载TAA或TAA mRNA,并借此触发一系列抵抗相关抗原的应答。

目前对如何最合理地进行树突状细胞免疫治疗尚未达成共识[20]。

迄今为止,仅批准了一种含树突状细胞的细胞制剂:基于一项Ⅲ期阳性随机对照试验,美国 FDA 于 2010 年批准 Sipuleucel-T™ 用于治疗无症状或症状极少的转移性去势抵抗性前列腺癌[21]。但该疫苗的性价比已受到质疑,限制了它的广泛使用。

(2) **肽和 DNA 疫苗**。抗癌疫苗也可以基于肽或 DNA。

① 使用肽疫苗时,将患者暴露于 TAA 肽中,同时给予佐剂,如卡介菌(Bacillus Calmette-Guérin,BCG)或脂多糖(lipopolysaccharide,LPS)来刺激免疫应答;

② 使用 DNA 疫苗时,将 TAA 编码至细菌质粒中,再将其注射至患者体内让自体细胞(包括 APC)吸收;之后 APC 可自行产生抗原并触发免疫应答。

截至本书原英文版出版时,用于治疗转移性黑色素瘤的 gp(糖蛋白)100 疫苗是被研究最多的肽疫苗之一,已在多项临床试验中对该制剂进行研究,但所得结果存在争议:在已表明具有临床获益的试验中,该疫苗均是与其他肿瘤免疫疗法合并使用,如 IL-2 或免疫检查点抑制剂[1]。DNA 疫苗的获益情况同样也未在临床试验中得到证实。

(3) **全细胞肿瘤疫苗**:为另一种可能的抗癌疫苗。该方法是将细胞从肿瘤中分离出来,再通过紫外线辐照、冻融或热休克处理进行灭活,从而释放可被 APC 识别的抗原。接着将减毒的肿瘤细胞与适当的佐剂结合并注入患者体内以触发免疫应答。全细胞免疫的优势在于患者接触的是肿瘤中表达的全部 TAA,而蛋白疫苗或 DNA 疫苗仅涉及数量有限的抗原。

治疗性疫苗的不确定因素包括安全性和疗效,虽然临床试验的安全性数据看起来可靠,仍有诸多有关疗效优化的问题还悬而未决[22,23]。

① 随着高效治疗性抗体的出现,疫苗在当前治疗模式下该何去何从?

② 最佳的临床用途是什么:用于治疗晚期疾病或(更可能)作为术后辅助治疗?

③ 何为最有效的免疫刺激佐剂? 某些更有效的佐剂(包括 BCG 和 LPS)可活化 toll 样受体(toll-like receptors,TLR),从而激活固有免

疫。此外,内源性的"警报素"和伴侣蛋白[包括热休克蛋白[heat shock proteins, HSP)]也可激活适应性和固有免疫并增强疫苗治疗的活性;目前正对这些物质的用途进行评估。癌噬菌体(oncophage)是一种自体HSP疫苗,已在黑色素瘤和肾细胞癌中进行Ⅲ期临床研究,但研究结果并不一致。

④ 何时开始疫苗治疗为最佳? 应采取何种给药频率? 每次给药间隔多久?

3) 免疫刺激细胞因子

虽然有些免疫刺激细胞因子已经在欧洲和美国获批用作单药治疗(见表3.4),但一般情况下,它们是作为佐剂来增强其他免疫疗法的效果。IL-12可同时激活固有(NK细胞)和适应性(细胞毒性T淋巴细胞)免疫,且已在临床前和临床试验早期阶段进行了评价;但截至目前,得到的结果不尽如人意[24]。

表3.4 欧洲和/或美国批准用作肿瘤免疫治疗的免疫刺激细胞因子

细胞因子	适应证
IL-2(阿地白介素,Proleukin®)	转移性黑色素瘤、肾细胞癌
IFN-α2b(甘乐能®)	黑色素瘤、毛细胞白血病、AIDS相关卡波西肉瘤、滤泡性淋巴瘤、宫颈上皮内瘤样病变
IFN-α2b(甘乐能®)	毛细胞白血病、费城染色体阳性期慢性髓系白血病慢性期(距确诊时间不超过1年)

AIDS,获得性免疫缺陷综合征;IFN,干扰素;IL,白细胞介素

4) 细胞因子抗体和靶向药物

促炎性细胞因子在恶性肿瘤的发生和恶性肿瘤免疫应答的调节中起一定作用。特别是IL-6在树突状细胞和B细胞分化为浆细胞的过程中起关键作用,而该过程可产生抗体。其对辅助性T细胞的功能调节也起到重要作用。IL-6在癌症中的重要作用还包括:

(1)分化髓源性抑制细胞(myeloid-derived suppressor cells, MDSC)。

(2)调节癌症干细胞的自我更新。

（3）抑制细胞凋亡,进而促进肿瘤生长和进展。

（4）增进血管形成。

（5）导致癌性恶病质综合征[25]。

IL-6与耦合gp130的IL-6受体结合并激活JAK/STAT信号通路(Janus激酶/信号转导因子和转录激活因子)时,发生信号转导。IL-6抗体已被成功用于炎症治疗,如类风湿性关节炎(rheumatoid arthritis,RA)。作为一种重组人源化抗人IL-6受体单克隆抗体的托珠单抗已被美国FDA批准用于治疗成人和青少年型RA。IL-6治疗性抗体在癌症患者中也进行了试验,其中包括癌性恶病质综合征管理的研究。

还有其他的癌症治疗靶向作用于JAK/STAT信号通路。尽管JAK1和JAK2抑制剂芦可替尼在胰腺癌伴C反应蛋白升高的经治患者中的一项Ⅱ期临床试验结果鼓舞人心[26],但在两项Ⅲ期试验中,未能看到受试者的情况得到了改善[27]。此外,靶向集落刺激因子受体的抗体研究已初步开展,该抗体旨在影响恶性肿瘤中树突状细胞和髓样细胞的功能。

5) 免疫调节性单克隆抗体

免疫调节性mAb与第29页描述的mAb疗法不同,免疫调节性mAb可改变免疫系统的不同组成,进而引出新的免疫应答或修复现有应答。该类mAb的作用方式有以下几种:

（1）免疫检查点阻断,包括通过PD-1受体(如pembrolizumab、nivolumab、atezolizumab)或CTLA-4通路(如ipilimumab)起作用的药物。

（2）激活免疫效应细胞表面的共刺激受体,如肿瘤坏死因子(tumor necrosis factor,TNF)受体超家族成员4(OX40)。

（3）中和肿瘤微环境中产生的免疫抑制因子,如TGF-β。

其中,免疫检查点抑制剂主要根据Ⅱ期或Ⅲ期随机临床试验中表现出的临床获益,是目前唯一获得欧洲和美国批准用于临床的药物。它们的临床开发和应用详见下一章节。当前得到许可的产品如表3.5所示。

表 3.5 欧洲和/或美国批准的免疫检查点抑制剂*

药　物	靶点	肿瘤类型
Ipilimumab（Yervoy®）	CTLA-4	黑色素瘤
Pembrolizumab（Keytruda®）	PD-1	黑色素瘤、肺癌、头颈癌、胃癌、霍奇金氏淋巴瘤、高 MSI 实体瘤
Nivolumab（Opdivo®）	PD-1	黑色素瘤、肺癌、肾癌。膀胱癌、结直肠癌、霍奇金氏淋巴瘤
Atezolizumab（Tecentriq®）	PD-L1	肺癌、膀胱癌
Avelumab（Bavencio®）	PD-L1	膀胱癌、默克尔细胞癌
Durvalumab（Imfinzi®）	PD-L1	膀胱癌

* 截至本书原英文版出版时。具体获批的适应证详见表 4.1。CTLA-4,细胞毒性 T 淋巴细胞相关蛋白 4;高 MSI,微卫星高度不稳定性;PD-1,程序性细胞死亡受体-1;PD-L1,PD-1 配体

6) 免疫抑制剂代谢的抑制剂

在将必需氨基酸转化为犬尿氨酸的代谢通路中,IDO 可催化首个限速步骤。IDO 具有强效免疫抑制作用,这很可能是由于 T 细胞中色氨酸的耗竭,而且有证据显示 IDO 在癌症中参与免疫耐受性的产生。

已经在临床试验中对许多 IDO 小分子抑制剂进行了研究。一项 IDO 抑制剂联合检查点抑制剂 pembrolizumab 在晚期黑色素瘤患者中的 II 期临床研究取得了可喜的结果[28]。这为开展 IDO 抑制剂进一步的临床试验提供了充足的理由。

7) 激动剂

PRR 激动剂是一类可识别多种危险信号的蛋白质,这些信号包括微生物相关分子模式（microbe-associated molecular patterns，MAMP）,如细菌性 LPS 和损伤相关分子模式（damage-associated molecular patterns，DAMP）,如线粒体 DNA。PRR 的实例包括 TLR 和核苷酸结合寡聚化结构域（oligomerization domain-containing，NOD）样受体（oligomerization domain-containing-like receptors，NLR）。PRR 在对病原体的免疫应答中发挥着重要作用,在接受化疗、放疗或免疫疗法后再次激活抗癌免

疫应答中亦发挥着关键作用。

已有很多PRR激动剂被批准用于治疗癌症,其中包括:

(1) BCG。

(2) 单磷酰脂A：一种用在抗HPV疫苗希瑞适®中的LPS衍生物。

(3) 咪喹莫特：TLR7信号转导的触发因子,被用于治疗浅表型基底细胞癌。

BCG是一种牛分枝杆菌减毒菌株,于1921年起被用作抗结核病的疫苗,至今仍作该用途使用。它是全球范围内使用最广泛的疫苗。BCG的不同菌株被广泛使用,但目前尚不清楚哪种菌株最为有效。出生后前6个月内使用BCG可使病死率减半,这很可能得益于BCG增强了对脓毒症的抵抗性。

BCG通过募集和活化免疫细胞(包括CD4＋T细胞),清除具有内化BCG的癌细胞,从而实现抗癌作用。使用BCG还可增加单核细胞的数量,同时增进促炎性和抗炎性细胞因子的产生,并在未经刺激的细胞中增加IFN-γ的分泌。作为膀胱内辅助疗法,其在抗癌治疗中可预防局限性(非肌肉浸润性)膀胱癌。

尽管膀胱疼痛、不适和发热比较常见,但严重不良事件并不常见(<8%患者因毒性中止治疗)。通常通过下调剂量和使用抗炎药物即可有效控制明显的不良反应[29]。

8) 免疫原性细胞死亡诱导剂

某些形式的化疗和放疗可刺激恶性肿瘤细胞,使其表达与APC结合的DAMP,进而触发癌症特异性免疫应答,该过程被称为免疫原性细胞死亡(immunogenic cell death,ICD)。已知可诱导ICD的化疗药物包括多柔比星、蒽环类药物、博来霉素、奥沙利铂、环磷酰胺和硼替佐米。

3.6 评估癌症免疫疗法的获益和风险

由于传统治疗的标准一般不适合外推至免疫疗法,所以评估癌症免疫疗法的获益和风险可能具有一定的挑战性。

1）疗效评估

免疫肿瘤学中的一个关键问题是,按照传统的实体瘤疗效评价标准(Response Evaluation Criteria in Solid Tumors,RECIST)未显示客观缓解的患者仍可能获得生存获益。免疫疗法在不同患者之间的疗效可能差异颇大:有些患者可能表现出初步缓解或疾病稳定,但另一些患者则可能因需要恢复 T 细胞应答(该过程需要与其他免疫细胞发生相互作用)而出现疗效延迟。事实上,某些患者在初始阶段会出现假性进展,该期间肿瘤因再活化 T 细胞出现浸润及后续发生的炎症而使肿瘤显得有所增大。

因此,一套免疫相关疗效评价标准(immune-related response criteria,irRC)被提出(见表 3.6),其中涉及 4 种模式的缓解:

表 3.6　免疫相关疗效评价标准,与传统的 RECIST 标准比较[30]

缓解情况	irRC	RECIST
完全缓解(complete response,CR)	连续两次间隔≥4 周的观察中,所有病灶均消失	所有靶病灶消失;全部病理性淋巴结(包括靶结节和非靶结节)的短径必须减少至<10 mm 非靶病灶消失且肿瘤标志物水平正常;所有淋巴结必须为非病理性(短径<10 mm)
部分缓解(partial response,PR)	连续两次间隔≥4 周的观察中,肿瘤负荷较基线下降至少 50%	靶病灶直径之和比基线直径总和减少至少 30%
疾病稳定(stable disease,SD)	既无法确定肿瘤负荷较基线值下降 50%,也无法确定较最低值增加 25%	靶病灶减小的程度没达到 PR 标准,增加的程度也没达到 PD 水平,介于两者之间。研究时可以直径之和的最小值作为参考 持续存在≥1 处非靶病灶,且/或肿瘤标志物持续高于正常限

（续表）

缓解情况	irRC	RECIST
疾病进展（progressive disease，PD）	连续两次间隔≥4周的观察中，肿瘤负荷较最低值增加≥25%（任意单个时间点）	以整个研究过程中所有测量的靶病灶直径之和的最小值为参照，直径之和相对增加至少20%（如果基线测量值最小就以基线值为参照）；除此之外，必须满足直径总和的绝对值增加至少5 mm 现有的非靶病灶出现明确进展 新发一处或多处病灶也被视为进展*
非目标病灶（不可测量或超出允许数目范围）	有助于确定免疫相关完全缓解（要求完全消失）	有助于确定总体最佳疗效（即CR、PR、SD或PD）的变化
新发可测量病灶（≥5 mm×5 mm）	组成肿瘤负荷的一部分	始终在进展性疾病中出现
新发不可测量病灶（≤5 mm×5 mm，骨转移，积液）	未能确定进展（但可排除免疫相关完全缓解）	始终在进展性疾病中出现

* 评估非目标病灶时，优先使用非CR/非PD，而非SD。

irRC：免疫相关疗效评价标准；RECIST：实体瘤疗效评价标准

（1）基线病灶缩小，这类似于传统化疗或靶向药物治疗后观察到的结果，且无新发病灶。

（2）疾病持续保持稳定，之后某些患者的肿瘤负荷可能出现缓慢而稳定的下降。

（3）肿瘤负荷初始增加后出现缓解。

（4）在有新病灶的情况下出现缓解。

2）评价安全性和耐受性

部分免疫疗法，尤其是免疫检查点抑制剂，常与免疫相关不良事件有关，如疲乏、腹泻、恶心和肝肾功能异常（见图3.4）。这些不良事件大

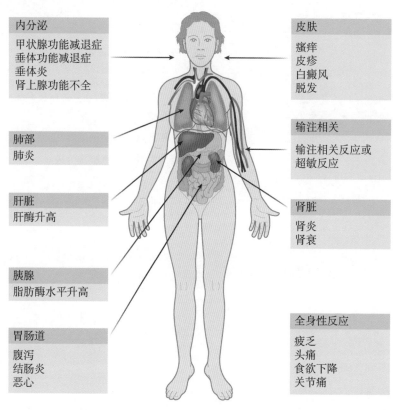

内分泌
甲状腺功能减退症
垂体功能减退症
垂体炎
肾上腺功能不全

皮肤
瘙痒
皮疹
白癜风
脱发

肺部
肺炎

输注相关
输注相关反应或
超敏反应

肝脏
肝酶升高

肾脏
肾炎
肾衰

胰腺
脂肪酶水平升高

胃肠道
腹泻
结肠炎
恶心

全身性反应
疲乏
头痛
食欲下降
关节痛

图3.4 免疫相关不良事件(改编自 Kreamer 2014)[8]

部分与传统化疗中观察到的类似,但病因有所不同:一般情况下,传统化疗中出现的不良事件反映了健康组织出现细胞毒性作用,而免疫疗法中出现的不良事件则体现了对免疫系统的作用。举例来说,免疫疗法相关的腹泻可能是由于肠胃相关反应或自体抗原反应。

该类不良事件需谨慎管理,虽然它们大部分为轻度或中度,但若未能将其识别为免疫相关事件,可能会导致管理不善,甚至可能造成严重或危及生命的后果。例如,免疫相关结肠炎引起的腹泻若不给予治疗,可能会反复自行发作而造成肠胃穿孔。

有关该类不良事件的患者教育至关重要：提醒患者不要忽视"轻微"或"轻度"的症状，而应该尽快寻求医疗建议。患者出现重度免疫相关不良事件时，有必要采取多学科方法，请肿瘤科医生、器官系统的专科医生和重症监护科医生参与。

在极少数情况下，mAb 或 BiTE 用药或进行 CAR‑T 治疗会促使炎性细胞因子释放，从而导致细胞因子释放综合征（cytokine release syndrome，CRS）。该综合征表现出全身性或器官系统相关性症状，通常在输注抗体期间或之后即刻发作（见表 3.7）。对症治疗通常可有效控制 CRS，但在重度情况下，可能需要给予直接对抗 IL‑6 的 mAb（如 tocilizumab）来逆转炎症过程。

表 3.7　细胞因子释放综合征的症状

全身性	器官系统相关	实验室结果
• 发热	• 少尿	• 低钾血症
• 寒战	• 支气管痉挛	• 尿素增高
• 头痛	• 呼吸困难	• GFR 降低
• 乏力	• 低血压	• 血细胞计数改变；凝血检查改变；或二者皆有
• 肌痛	• 心动过速	• CRP 升高；降钙素原升高；或二者皆有
• 关节痛	• 心律失常	
• 背痛或腹痛	• 意识模糊	
	• 红斑	
	• 荨麻疹	
	• 瘙痒	

CRP，C 反应蛋白；GFR，肾小球滤过率

3.7　肿瘤免疫药物联合其他治疗

随着肿瘤免疫疗法经验的不断累积，关注点开始转向免疫疗法和

其他治疗模式的联合方案。

1）多种免疫疗法联合

作用于不同免疫通路的免疫疗法的联合可产生累加或协同的抗肿瘤活性。研究表明，接受 CTLA-4 抑制剂（ipilumimab）和 PD-1 抑制剂（nivolumab）联合方案的黑色素瘤患者，联合治疗的效果显著优于 ipilumimab 单药治疗[31]。基于这些结果，FDA 已批准该联合方案用于治疗 BRAF 野生型晚期黑色素瘤。目前正在研究 CTLA-4 抑制剂和 PD-1/PD-L1 抑制剂联合方案用于其他肿瘤的治疗，其中包括非小细胞肺癌（non-small-cell lung cancer，NSCLC）和肾细胞癌。

2）免疫疗法联合靶向治疗

目前正在研究转移性黑色素瘤和其他实体瘤患者中联合使用检查点抑制剂与靶点抑制剂（BRAF 癌蛋白和 MEK 癌蛋白）的用药方案。一项 ipilumimab 和 BRAF 抑制剂（vemurafenib）联合用药的 I 期试验因出现重度肝毒性被提前终止研究[32]，但在其他 BRAF 抑制剂研究中并未观察到此类问题。临床前数据表明 PD-1 阻断和抗 BRAF 治疗联合使用可能对晚期黑色素瘤有益；该治疗方法仍在研究中。

3）免疫疗法联合化疗

如上文所述，某些类型的化疗可通过促成 ICD 使肿瘤对免疫疗法敏感。同理，某些化疗（如顺铂）可使恶性肿瘤细胞对 T 细胞诱导死亡（非 ICD）敏感，从而增强 T 细胞型免疫疗法的疗效。

在晚期黑色素瘤患者中开展的临床试验中业已发现，与达卡巴嗪单药治疗相比，ipilimumab 联合达卡巴嗪可增加缓解率并小幅增加总生存期，但在获益的同时，重度（3 级或 4 级）免疫相关不良事件的发生率也有所增加[33]。

在晚期 NSCLC 初治患者中开展的卡铂和培美曲塞联合或不联合 pembrolizumab 的随机 II 期试验表明缓解率（55% vs. 29%，$P = 0.0032$）和无进展生存期（13 个月 vs. 8.9 个月，$P = 0.0205$）均有所改善[34]。基于该研究，FDA 加速批准了针对晚期 NSCLC 初治患者的化疗-免疫疗法联合使用。目前，确证性的 III 期随机试验仍在进行中。

4) 免疫疗法联合放疗

放疗可调节局部和全身性免疫应答(可能是通过 ICD),通过树突状细胞和增强 CD8＋T 细胞应答从而增加肿瘤抗原的摄入。虽然该作用尚不足以克服癌细胞的免疫耐受性,但放疗联合免疫疗法有可能产生获益。截至目前,使用该策略的临床试验已表明此种联合产生的毒性比免疫检查点抑制剂与靶向疗法联合使用产生的毒性少,但局部和远端(远隔)抗肿瘤效应则比较有限。

要点——肿瘤免疫疗法的作用机制

- "免疫疗法"这一术语涵盖多种方法,针对多种免疫靶点。
- 不同癌症对免疫疗法的潜在敏感性取决于该肿瘤的免疫原性,而这与肿瘤细胞的体细胞突变率有关。
  - 高突变率肿瘤常见于皮肤癌、肺癌、膀胱癌和胃癌,因此这些肿瘤类型对免疫疗法更为敏感。
- 根据其激活针对肿瘤细胞的免疫应答能力,传统上将免疫疗法分为被动型和主动型。
  - 被动免疫疗法包括肿瘤靶向单克隆抗体、过继细胞输注和溶瘤病毒。
  - 主动免疫疗法包括树突状细胞疗法、疫苗、免疫调节性单克隆抗体(免疫检查点抑制剂)和模式识别受体激动剂。
- 传统癌症疗法中采用的疗效评价标准一般不适合外推至免疫疗法。
  - 按照传统标准评估,在未获得客观缓解的情况下,仍可能出现生存期延长;因此需要专门制定免疫相关疗效评估标准。
- 免疫相关不良事件一般是体细胞活化失控的情况下由自身免疫炎症引起。
  - 应及时处理该类事件以预防病情加重产生危害:在这方面,患者教育至关重要。

免疫肿瘤学

参考文献

［1］ Kamta J, Chaar M, Ande A, et al. Advancing cancer therapy with present and emerging immuno-oncology approaches［J］. Front Oncol, 2017,7: 64

［2］ Messerschmidt JL, Prendergast GC, Messerschmidt GL. How cancers escape immune destruction and mechanisms of action for the new significantly active immune therapies: helping nonimmunologists decipher recent advances［J］. Oncologist, 2016,21(2): 233 – 243.

［3］ Ehrlich P. über den jetzigen Stand der Karzinomforschung［J］. Ned Tijdschr Geneeskd, 1909,5: 273 – 290.

［4］ Thomas L. Discussion. In: cellular and humoral aspects of the hyper-sensitive states［M］. Lawrence HS, ed. New York: Hoeber-Harper, 1959: 529 – 532.

［5］ Burnet M. Cancer; a biological approach. I. The processes of control［J］. Br Med J, 1957, 1 (5022): 779 – 786.

［6］ Dunn GP, Bruce AT, Ikeda H, et al. Cancer immunoediting: from immunosurveillance to tumor escape［J］. Nat Immunol, 2002,3 (11): 991 – 998.

［7］ Leach DR, Krummel MF, Allison JP. Enhancement of antitumor immunity by CTLA-4 blockade ［J］. Science, 1996, 271 (5256): 1734 – 1736.

［8］ Kreamer KM. Immune checkpoint blockade: a new paradigm in treating advanced cancer［J］. J Adv Pract Oncol, 2014,5(6): 418 – 431.

［9］ Wang J, Yuan R, Song W, et al. PD-1, PD-L1 (B7-H1) and tumor-site immune modulation therapy: the historical perspective［J］. J Hematol Oncol, 2017,10(1): 34.

［10］ Rajasagi M, Shukla SA, Fritsch EF, et al. Systematic identification of personal tumor-specific neoantigens in chronic lymphocytic leukemia ［J］. Blood, 2014,124(3): 453 – 462.

［11］ Lawrence MS, Stojanov P, Polak P, et al. Mutational heterogeneity in cancer and the search for new cancer-associated genes［J］. Nature, 2013,499(7457): 214 – 218.

［12］ Galluzzi L, Vacchelli E, Bravo-San Pedro JM, et al. Classification of current anticancer immunotherapies ［J］. Oncotarget, 2014 , 5(24): 12472 – 12508.

［13］ Heslop HE, Slobod KS, Pule MA, et al. Long-term outcome of EBV-specific T-cell infusions to prevent or treat EBV-related lymphopro-liferative disease in transplant recipients［J］. Blood, 2010, 115 (5): 925 – 935.

［14］ Porter DL, Levine BL, Kalos M, et al. Chimeric antigen receptor-modified T cells in chronic lymphoid leukemia ［J］. N Engl J Med, 2011,365(8): 725 – 733.

［15］ Brentjens RJ, Davila ML, Riviere

I, et al. CD19-targeted T cells rapidly induce molecular remissions in adults with chemotherapy-refractory acute lymphoblastic leukemia [J]. Sci Transl Med, 2013, 5(177): 177ra38.

[16] Grupp SA, Laetsch TW, Buechner J, et al. Analysis of a global registration trial of the efficacy and safety of CTL019 in pediatric and young adults with relapsed/refractory acute lymphoblastie leukemia [J]. Blood, 2016, 128: Abstract 221.

[17] Andtbacka RH, Kaufman HL, Collichio F, et al. Talimogene laherparepvec improves durable response rate in patients with advanced melanoma [J]. J Clin Oncol, 2015, 33 (25): 2780 – 2788.

[18] Chang MH, Chen CJ, Lai MS, et al. Universal hepatitis B vaccination in Taiwan and the incidence of hepatocellular carcinoma in children. Taiwan Childhood Hepatoma Study Group [J]. N Engl J Med, 1997, 336(26): 1855 – 1859.

[19] Jit M, Brisson M, Portnoy A, et al. Cost-effectiveness of female human papillomavirus vaccination in 179 countries: a PRIME modelling study [J]. Lancet Glob Health, 2014, 2(7): e406 – 414.

[20] Sabado RL, Balan S, Bhardwaj N. Dendritic cell-based immunotherapy [J]. Cell Res, 2017, 27(1): 74 – 95.

[21] Kantoff PW, Higano CS, Shore ND, et al. Sipuleucel-T immunotherapy for castration-resistant prostate cancer [J]. N Engl J Med, 2010, 363(5): 411 – 422.

[22] Vansteenkiste JF, Cho BC, Vanakesa T, et al. Efficacy of the MAGE-A3 cancer immunotherapeutic as adjuvant therapy in patients with resected MAGE-A3-positive non-small-cell lung cancer (MAGRIT): a randomised, double-blind, placebo-controlled, phase 3 trial [J]. Lancet Oncol, 2016, 17(6): 822 – 835.

[23] Weller M, Butowski N, Tran DD, et al. Rindopepimut with temozolomide for patients with newly diagnosed, EGFRvIII-expressing glioblastoma (ACT IV): a randomised, double-blind, international phase 3 trial [J]. Lancet Oncol, 2017, 18(10): 1373 – 1385.

[24] Portielje JE, Lamers CH, Kruit WH, et al. Repeated administrations of interleukin (IL)-12 are associated with persistently elevated plasma levels of IL-10 and declining IFN-gamma, tumor necrosis factor-alpha, IL-6, and IL-8 responses [J]. Clin Cancer Res, 2003, 9(1): 76 – 83.

[25] Yao X, Huang J, Zhong H, et al. Targeting interleukin-6 in inflammatory autoimmune diseases and cancers [J]. Pharmacol Ther, 2014, 141(2): 125 – 139.

[26] Hurwitz HI, Uppal N, Wagner SA, et al. Randomized, double-

blind, phase Ⅱ study of ruxolitinib or placebo in combination with capecitabine in patients with metastatic pancreatic cancer for whom therapy with gemcitabine has failed [J]. J Clin Oncol, 2015, 33(34): 4039 - 4047.

[27] Hurwitz H, Van Cutsem E, Bendell JC et al. Two randomized, placebo-controlled phase 3 studies of ruxolitinib (Rux) + capecitabine (C) in patients (pts) with advanced/metastatic pancreatic cancer (mPC) after failure/intolerance of first-line chemotherapy: JANUS (J1) and JANUS (J2). J Clin Oncol, 2017, 35(Suppl 4): 343.

[28] Zakharia Y, McWilliams R, Shaheen M et al. Abstract CT117: Interim analysis of the Phase 2 clinical trial of the IDO pathway inhibitor indoximod in combination with pembrolizumab for patients with advanced melanoma [J]. Cancer Res July 1 2017(77)(13 Supplement) CT117; DOI: 10. 1158/1538 - 7445. AM2017 - CT117.

[29] Martínez-Piñeiro JA, Jiménez León J, Martínez-Piñeiro L Jr, et al. Bacillus Calmette-Guerin versus doxorubicin versus thiotepa: a randomized prospective study in 202 patients with superficial bladder cancer [J]. J Urol, 1990, 143(3): 502 - 506.

[30] Wolchok JD, Hoos A, O'Day S, et al. Guidelines for the evaluation of immune therapy activity in solid tumors: immune-related response criteria [J]. Clin Cancer Res, 2009, 15(23): 7412 - 7420.

[31] Wolchok JD, Chiarion-Sileni V, Gonzalez R, et al. Overall survival with combined nivolumab and ipilimumab in advanced melanoma [J]. N Engl J Med, 2017, 377 (14): 1345 - 1356.

[32] Ribas A, Hodi FS, Callahan M, et al. Hepatotoxicity with combination of vemurafenib and ipilimumab [J]. N Engl J Med, 2013, 368 (14): 1365 - 1366.

[33] Robert C, Thomas L, Bondarenko I, et al. Ipilimumab plus dacarbazine for previously untreated metastatic melanoma [J]. N Engl J Med, 2011, 364(26): 2517 - 2526.

[34] Langer CJ, Gadgeel SM, Borghaei H, et al. Carboplatin and pemetrexed with or without pembrolizumab for advanced, non-squamous non-small-cell lung cancer: a randomised, phase 2 cohort of the open-label KEYNOTE-021 study [J]. Lancet Oncol, 2016, 17 (11): 1497 - 1508.

推荐阅读

[1] Baruch EN, Berg AL, Besser MJ, et al. Adoptive T cell therapy: An overview of obstacles and opportunities [J]. Cancer, 2017, 123(S11): 2154 - 2162.

[2] Chen DS, Mellman I. Oncology meets immunology: the cancer-immunity

cycle [J]. Immunity, 2013,39(1): 1-10.

[3] Fountzilas C, Patel S, Mahalingam D. Review: Oncolytic virotherapy, updates and future directions [J]. Oncotarget, 2017,8(60): 102617-102639.

[4] Kroschinsky F, Stölzel F, von Bonin S, et al. New drugs, new toxicities: severe side effects of modern targeted and immunotherapy of cancer and their management [J]. Crit Care, 2017,21(1): 89.

[5] Medina PJ, Adams VR. PD-1 Pathway inhibitors: immuno-oncology agents for restoring antitumor immune responses [J]. Pharmacotherapy, 2016,36(3): 317-334.

[6] Swart M, Verbrugge I, Beltman JB. Combination approaches with immune-checkpoint blockade in cancer therapy [J]. Front Oncol, 2016,6: 233.

4 免疫检查点抑制剂的临床使用

近年来,靶向作用于 PD-1 及其配体 PD-L1 和 CTLA-4 的免疫检查点抑制剂开发已取得空前进展。本章将讨论靶向作用于这些免疫检查点的理论依据,以及与此类药物相关的临床经验。

4.1 免疫检查点分子

免疫检查点分子是表达于活化的 T 细胞和其他免疫细胞上的细胞表面受体。它们通常在适应性免疫系统控制过程中起到共同抑制的作用,从而预防自身免疫性疾病。

1) CTLA-4

CTLA-4 是首个被发现由免疫细胞(尤其是急性暴露于抗原的 T_{reg} 和活化的 T 细胞)表达的免疫检查点分子。当与 APC 上的 CD80(B7-1)和 CD86(B7-2)结合时,CTLA-4 可作为关闭开关来下调免疫应答(见图 4.1)。

2) PD-1

PD-1 是另一种免疫检查点分子,由 T 细胞、B 细胞以及巨噬细胞表达。PD-1 信号传递可通过与两种配体——PD-L1(B7-H1)或 PD-L2(B7-DC)的任何一种结合而抑制 T 细胞活化。如第 2 章所述,PD-L1/2 配体可在肿瘤微环境中的肿瘤细胞和免疫细胞上表达,故而可抑制 T_{eff},阻止其对癌症产生充分的免疫应答(见图 4.1)。

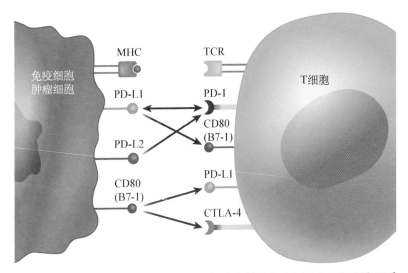

图 4.1　检查点分子是表达于活化的 T 细胞和其他免疫细胞上的细胞表面受体。一旦 T 细胞活化,PD-1 和 CTLA-4 将在 T 细胞上表达。当 PD-1 和/或 CTLA-4 受体分别与肿瘤细胞上的 PD-L1/2 或 B7-1(CD80)/B7-2(CD86) 结合时,正常免疫应答将受到抑制,从而阻止了对肿瘤细胞的攻击。因此,采用 mAb 阻断此类通路可防止 T 细胞功能受到抑制,并增强抗肿瘤免疫活性。PD-1,程序性细胞死亡受体-1;CTLA-4,细胞毒性 T 淋巴细胞相关蛋白 4;PD-L1/2,程序性细胞死亡配体-1/配体-2;mAb,单克隆抗体

3) 检查点抑制

因此,CTLA-4、PD-1 和 PD-L1 是值得关注的治疗靶点。对于这些靶点,通过 mAb 实现的检查点抑制可有助于激活 T 细胞功能以识别并攻击癌细胞。"松开刹车以使快速行驶的汽车加速"这一类比已被广泛用于解释该作用机制。

4.2　抗 PD-1/PD-L1 抗体

这是当前药物开发最为多产的领域之一,许多制药公司都有 PD-1 或 PD-L1 mAb 药物正在临床开发后期阶段。已获得 FDA 批准的药物总结于表 4.1。

表4.1 已获 FDA 批准的 PD－1/PD－L1 单克隆抗体的作用机制和适应证*

Nivolumab 纳武单抗（Opdivo ®）/BMS
PD－1 抗体-人 IgG4

适应证：

- 不可切除的或转移性黑色素瘤
- 与 ipilimumab 伊匹单抗联合治疗不可切除的或转移性黑色素瘤
- 既往接受抗血管生成治疗后的晚期肾细胞癌
- 接受含铂化疗后出现进展的局部晚期或转移性尿路上皮癌
- 转移性非小细胞肺癌——二线治疗
- 复发或转移性头颈部鳞状细胞癌——二线治疗
- 接受化疗后出现进展的高 MSI 结肠直肠癌
- 接受自体移植和 brentuximab 治疗后的经典型霍奇金淋巴瘤

Pembrolizumab 帕博利珠单抗（Keytruda ®）/MSD
PD－1 抗体-人 IgG4

适应证：

- 不可切除的或转移性黑色素瘤患者的初始治疗
- 不可切除的或转移性黑色素瘤
- 复发或转移性头颈部鳞状细胞癌——二线治疗
- 接受含铂化疗后出现进展的局部晚期或转移性尿路上皮癌
- 接受化疗后出现进展的高 MSI 结肠直肠癌
- 高 MSI 晚期实体瘤
- PD－L1≥50％的晚期非小细胞肺癌——一线治疗
- 联用卡铂和培美曲塞治疗转移性非鳞状非小细胞肺癌——二线治疗
- 霍奇金淋巴瘤——难治性或≥三线化疗
- PD－L1 表达阳性的胃癌——三线治疗

Avelumab 阿维鲁单抗（Bavencio ®）/EMD Serono
PD－L1 阻断型人 IgG1 lambda

适应证：

- 接受含铂化疗后出现进展的局部晚期或转移性尿路上皮癌
- 转移性默克尔细胞癌

Durvalumab 度伐鲁单抗（Imfinzi ®）/AstraZeneca
PD－L1 阻断型人 IgG1 kappa

适应证：

- 接受含铂化疗后出现进展的局部晚期或转移性尿路上皮癌

（续表）

Atezolizumab 阿特珠单抗（Tecentriq ®）/Genentech
PD - L1 阻断型人 IgG1

适应证：
- 接受含铂化疗后出现进展的局部晚期或转移性尿路上皮癌
- 转移性非小细胞肺癌——二线治疗

---

* 截至本书原英文版出版时。FDA,美国食品药品监督管理局;Ig,免疫球蛋白;MSI,微卫星不稳定性;PD - 1,程序性细胞死亡受体-1;PD - L1,PD - 1 受体配体

从表 4.1 中可以看出,各类 mAb 的注册状态有所差别;目前 pembrolizumab 和 nivolumab 的适应证最为广泛。Pembrolizumab 和 nivolumab 是抗 PD - 1（T 细胞表面的）mAb,而 avelumab、durvalumab 和 atezolizumab 阻断的是肿瘤细胞表面的 PD - L1。尽管不同肿瘤之间的临床结局有一定的差异,但几乎没有证据表明,临床活性和毒性特征方面在该类药物之间存在显著的差异。

4.3　靶向作用于 CTLA - 4 的抗体

Ipilimumab(Yevoy ® , BMS) 和 tremelimumab(AstraZeneca)是靶向作用于 CTLA - 4 的抗体,现已进入Ⅲ期试验。迄今为止,仅 ipilimumab 获得了 FDA 批准作为辅助疗法用于治疗黑色素瘤患者。该批准是基于一项在Ⅲ级黑色素瘤切除的患者中开展的Ⅲ期、阳性对照、随机的临床试验的结果。该研究表明:与安慰剂相比,应用 ipilimumab 的黑色素瘤患者的无复发生存期和总生存期均有所改善[1]。

4.4　PD - 1/PD - L1 和 CTLA - 4 靶向抗体的临床活性

表4.2总结了截至本书原英文版写作时各检查点抑制剂的Ⅲ期临床研究结果。

表 4.2　各检查点抑制剂已完成的Ⅲ期临床试验举例

肿瘤类型 (试验名称)	病理分期/ 其他特征	药物	RR(%)	总生存期 (中位数,除非另行说明)
黑色素瘤 (CA184-024)[2,3]	接受既往治疗	Ipilimumab(10 mg/kg)+ 达卡巴嗪(850 mg/m²)[2] vs. 安慰剂+达卡巴嗪	33.2 vs. 30.2 NS	11.2 个月 vs. 9.1 个月,p<0.001 5 年生存率:18.2% vs. 8.8%
黑色素瘤 (CA184-002)[4]	接受既往治疗, HLA-A*0201 阳性,3 或 4 期	3∶1∶1 Ipilimumab(3 mg/kg)+ gp 100 vs. Ipilimumab (3 mg/kg)对比 gp100	5.7 vs. 11 vs. 1.5	10.1 个月 vs. 10.0 个月 vs. 6.4 个月, p=0.003 12 个月生存率:43.6% vs. 45.6% vs. 25.3% 24 个月生存率:21.6% vs. 23.5% vs. 13.7%
黑色素瘤 (KEYNOTE- 006)[5,6]	接受≤1 次既往 疗法治疗晚期黑 色素瘤	1∶1∶1 Pembrolizumab(P, 10 mg/kg)q 2/52 vs. 3/ 52 vs. ipilimumab (I, 3 mg/kg*4 剂)	33.7 (P2/52) vs. 32.9 (P3/ 52) vs. 11.9(I)	NR(P 治疗组) vs. 16(I)个月 2 年生存率:55% (P2/52) vs. 55% (P3/52) vs. 43%(I)
黑色素瘤 (CheckMate 067)[7,8]	一线治疗	Nivolumab vs. ipilimu- mab vs. 联合治疗	43.7(N) vs. 19 (I) vs. 57.6(N +I)	37.6(N)个月 vs. 19.9(I)个月 vs. NR (N+I)个月
黑色素瘤 (CheckMate 066)[9]	未接受既往治 疗,但无 BRAF 突变	Nivolumab(3 mg/kg)+安 慰剂 q 2/52 vs. 达卡巴嗪 (1000 mg/m²)+安慰剂	40 vs. 13.9,p <0.001	1 年生存率:72.9% vs. 42.1% 2 年生存率:46.3% vs. 26.7% Nivolumab 组患者尚未达到中位 OS

（续表）

肿瘤类型 （试验名称）	病理分期/ 其他特征	药物	RR（%）	总生存期 （中位数，除非另行说明）
黑色素瘤 （CA184 - 169）[10]	一线 IO 治疗	Ipilimumab，10 mg/kg vs. 3 mg/kg	15（10） vs. 12 （3）	15.7(10)个月 vs. 11.5（3）个月，p＝ 0.04
黑色素瘤 （CheckMate 037）[11]	接受 Ipilimumab 治疗后出现进展	Nivolumab vs. CT	27 vs. 10	16个月 vs. 14 个月（NS）
黑色素瘤[12]	一线治疗	Tremelimumab，15 mg/kg vs. CT	10.7 vs. 9.8	12.6 个月 vs. 10.7 个月（NS）
黑色素瘤 （EORTC 18071）[1]	辅助治疗	Ipilimumab vs. 安慰剂	—	5 年生存率：65.4% vs. 54.4% RFS: 40.8% vs. 30.3%
尿路上皮癌 （KEYNOTE -045）[13]	含铂治疗后失败 的二线治疗	Pembrolizumab vs. CT	21 vs. 11，p＝ 0.0001	10.3 个月 vs. 7.4 个月，p=0.002
肾细胞癌 （CheckMate 025）[14]	二线治疗	Nivolumab(3 mg/kg) vs. 依维莫司(10 mg/日)	25 vs. 5，p＜ 0.001	25 个月 vs. 19.6 个月，p≤0.0148

（续表）

肿瘤类型（试验名称）	病理分期/其他特征	药物	RR(%)	总生存期（中位数，除非另行说明）
非小细胞肺癌（CheckMate 026）[15]	PD-L1≥5%患者中的一线治疗	Nivolumab(3 mg/kg) vs. 含铂CT	26 vs. 33	14.4个月 vs. 13.2个月 (NS)
非小细胞肺癌（KEYNOTE-024）[16]	PD-L1≥50%患者中的一线治疗	Pembrolizumab(200 mg,q 3/52) vs. CT	44.8 vs. 27.8,未给出 p	6个月生存率：80.2% vs. 72.4%,$p<0.005$ 中位生存期：NR
鳞状非小细胞肺癌（CheckMate 017）[17]	CT后二线治疗	Nivolumab(3 mg/kg) vs. 多西他赛(75 mg/m²,q 3/52)	20 vs. 9, $p=0.008$	9.2个月 vs. 6.0个月,$p<0.001$
非鳞状非小细胞肺癌（CheckMate 057）[18]	CT后二线治疗	Nivolumab(3 mg/kg) vs. 多西他赛(75 mg/m²,q 3/52)	19 vs. 12, $p=0.02$	12.2个月 vs. 9.4个月,$p=0.002$
非小细胞肺癌（KEYNOTE-010）[19]	CT后二线治疗；PD-L1≥1%患者	Pembrolizumab, 2 mg/kg, q 3/52(P2) vs. 10 mg/kg, q 3/52(P10) vs. 多西他赛(D,75 mg/m²,q 3/52)	18(P2) vs. 18(P10) vs. 9(D)-在PD-L1表达≥人群中较高	10.4(P2)个月 vs. 12.7(P10)个月 vs. 8.5(D)个月,$p=0.0008$(P2 vs. D)和 $p<0.0001$(P10 vs. D)

（续表）

肿瘤类型（试验名称）	病理分期/其他特征	药物	RR(%)	总生存期（中位数，除非另行说明）
非小细胞肺癌（OAK）[20]	CT 后二线/三线治疗	Atezolizumab（1200 mg）vs. 多西他赛（75 mg/m²，q 3/52）	—	13.8个月 vs. 9.6个月，$p=0.0003$
小细胞肺癌（CA184-156）[21]	一线治疗，广泛期	EP + Ipilimumab（10 mg/kg）vs. EP+安慰剂（q 3/52）	62 vs. 62	11(I) vs. 10.9(安慰剂)(NS)
头颈部鳞状细胞癌（CheckMate 141）[22]	铂 CT（<6个月）后二线治疗	Nivolumab vs. 全身治疗（甲氨蝶呤、多西他赛或西妥昔单抗）2:1	13.3 vs. 5.8	7.5个月 vs. 5.1个月，$p=0.01$，HRQoL改善
前列腺癌（CA184-043）[23]	至少出现一处骨转移的 CRPC，经多西他赛治疗后进展，接受单次骨定向放疗(8 Gy)后	Ipilimumab(10 mg/kg)或安慰剂（q 3/52）	—	11.2(I) vs. 10.0(安慰剂)(NS)
前列腺癌（CA184-095）[24]	轻微症状或无症状的 CRPC	Ipilimumab（10 mg/kg）vs. 安慰剂 2:1	—	28.7(I) vs. 29.7(安慰剂)(NS)

CRPC，去势抵抗性前列腺癌；CT，化疗；EP，依托泊苷铂化疗；gp，糖蛋白；HRQoL，健康相关生活质量；NR，未达到；NS，不显著；PD-1，程序性细胞死亡受体-1；PD-L1，PD-1受体配体；RFS，无复发生存期；RR，缓解率；RT，放射治疗。

还有许多正在进行或近期完成的研究,包括其他肿瘤类型和转移性、辅助和新辅助治疗背景下的研究,以及检查点抑制剂与全身疗法(包括化疗、其他靶向药物和放射治疗)联合应用的研究。

1) 恶性黑色素瘤

在恶性黑色素瘤患者中的治疗数据最为成熟。这些研究中得出的经验表明,传统的研究终点(例如缓解率、中位无进展生存期和总生存期)并不能反映检查点抑制剂治疗的真实结果,更重要的终点是患者无活动性恶性肿瘤长期存活的比例,称为"曲线尾"。PD-1靶向抗体比CTLA-4靶向药物具有更高的活性,而两者的联合治疗尽管毒性有所增加,但可提高长期生存率[7]。此外,在脑转移患者中也出现了缓解[25]。

2) 肺癌

在接受二线治疗的NSCLC患者中,与化疗相比,PD-1/PD-L1 mAb单药治疗均显示中位生存期延长约3个月[26]。在PD-L1高表达的肿瘤患者中缓解率更高,而在低表达或无表达患者中也出现了缓解。

比较nivolumab或pembrolizumab与作为一线治疗的化疗的临床试验,显示了矛盾的结果,这很可能是因为不同试验之间对患者的选择标准存有差异。与化疗相比,pembrolizumab在PD-L1表达≥50%的患者中缓解率更高(45% vs. 28%),中位无进展生存期延长了4个月(10个月 vs. 6个月),并且6个月时的总体生存率更高(80% vs. 72%)[16]。相比之下,nivolumab在PD-L1表达≥5%的患者中无进展生存期或总生存期并未优于标准化疗时的结果[15]。此外,与黑色素瘤类似,在脑转移患者中也观察到了缓解[27]。

3) 泌尿系统恶性肿瘤

在pembrolizumab和nivolumab作为二线疗法治疗尿路上皮癌和肾细胞癌的随机试验中,分别观察到缓解率和生存率相比标准治疗有所改善[13,14]。相比之下,在ipilimumab治疗去势抵抗性前列腺癌的患者中未观察到此类优势[23,24]。

4) 胃肠道恶性肿瘤

尚未证明检查点抑制剂治疗胰腺癌或微卫星稳定性结直肠癌患者的有效性。然而在 II 期试验中,有 26%～50% 的高微卫星不稳定性结直肠癌患者在检查点抑制剂治疗时出现缓解,但达到缓解的时间较长; III 期试验尚在进行中[28]。

肝细胞癌和胃食管癌的治疗已取得令人鼓舞的结果,而进一步的确证性研究尚在进行中。

5) 头颈癌

研究表明,nivolumab 治疗经含铂化疗后复发的头颈部鳞状细胞癌患者时的缓解率和总体生存期稍优于标准化疗[22]。一项 II 期多队列试验表明,pembrolizumab 治疗可实现持久缓解,而 III 期试验尚在进行中。

6) 淋巴瘤

Nivolumab 和 pembrolizumab 治疗霍奇金病或非霍奇金淋巴瘤患者均显示出显著的高而持久的缓解率,但需要进一步的研究来确定这些药物在此类疾病中的最佳用法。

7) 默克尔细胞癌

是一种不常见的侵袭性皮肤癌,它可能与默克尔多瘤病毒相关,并且同样会在经历过显著日光暴露的老年人中发生。一项评估 avelumab 治疗 88 名接受化疗后进展的 IV 期默克尔细胞癌患者的大型 II 期研究显示,缓解率为 32%,其中包括 8 例完全缓解。在中位随访期 10 个月时,有 82% 的缓解仍在持续[29]。其他检查点抑制剂也展现了疗效。

8) 间皮瘤

在间皮瘤患者中,高水平 PD - L1 与非上皮样组织学和生存期减少相关。一项 pembrolizumab 的 II 期研究表明,25 名经化疗后出现疾病进展的间皮瘤患者缓解率为 24%[30]。其他 PD - 1 或 PD - L1 抗体和 CTLA - 4 靶向药物的研究尚在进行中或刚于近期完成。

9) 其他癌症

有强有力的依据支持将免疫疗法用于治疗其他肿瘤,包括胶质母细胞瘤和三阴性乳腺癌,但尚待成熟的临床数据支持。

4.4　检查点抑制剂的毒性

毒性是检查点抑制剂使用上的最大限制,但是其总体耐受性优于化疗。免疫相关不良事件通常由 T 细胞过度活化导致的各种器官自身免疫性炎症引起。重度毒性可导致治疗中断和(或)终止、实质性的疾病状态,甚至偶尔导致死亡。对于类固醇无效的不良事件,有时需要施以昂贵的治疗以进行有效控制。目前,尚无有效的毒性预测指标。尽管如此,仍可得出一些关于检查点抑制剂毒性的一般论断。

(1) 参加临床试验的患者在体能状态和器官功能良好性方面经过仔细选择,因此对于非试验患者人群,毒性可能加重。免疫治疗试验排除了患有基础自身免疫毒性的患者,因此该类人群中的毒性也可能更为严重。

(2) 不良事件可能累及任何器官系统,但胃肠、皮肤、肝脏以及内分泌毒性最为常见。

(3) PD‐1/PD‐L1 抑制剂与 CTLA‐4 靶向药物联合治疗中的毒性发生率高于单药治疗[31,32]。尚无法将黑色素瘤治疗所用的联合治疗剂量用于治疗肺癌患者。

(4) 据报告,3/4 级毒性见于<3% 的 PD‐1/PD‐L1 抑制剂治疗患者[33]和 9% 的 ipilimumab 单药治疗患者,但可见于 19% 的联合治疗患者。

(5) 腹泻(包括所有级别)的发生可见于 11%～19%(3/4 级事件发生率:0～3%)的 PD‐1 mAb 治疗患者,和可达 1/3(3/4 级事件发生率:3%～6%)的 ipilimumab 治疗患者;但在联合治疗的患者中,腹泻的发生率可达 44%(3/4 级事件发生率:9%)。腹泻通常发生于 ipilimumab 和 nivolumab 治疗后 7 周(中位时间),但在 pembrolizumab 治疗时为 6 个月。结肠炎(腹泻、疼痛,并伴有出血/黏液)可见于少数的 PD－L1 mAb 治疗患者,但在 ipilimumab 治疗患者(3/4 级事件发生率:3%～6%)和联合治疗患者(3/4 级事件发生率:9%)中的发生率皆为 8%～12%。偶尔会有患者出现需要行结肠切除术的胃肠穿孔或重度结肠炎。

(6) 肝功能检查值异常,主要为丙氨酸氨基转移酶/天门冬氨酸氨基转移酶(ALT/AST)升高,发生于 1%～6% 的 PD－L1 mAb 治疗患者(3/4 级发生率:1%～3%),1%～7% 的 ipilimumab 治疗患者(3/4 级发生率:0～2%);但在联合治疗的患者中,发生率可达 30%(3/4 级发生率:19%)。肝功能障碍通常发生于治疗开始后 6～12 周。

(7) 皮肤毒性,包括瘙痒和皮疹,发生于 14%～22% 的 PD－1 mAb 治疗患者(3/4 级发生率:<1%),15%～35% 的 ipilimumab 治疗患者(3/4 级发生率:1%～2%),以及 28%～33% 的联合治疗患者(3/4 级发生率:2%～3%)。白癜风在以上 3 类患者中的发生率分别为 5%～11%、2%～4% 以及 7%。皮肤毒性在黑色素瘤患者中的发生率高于其他类肿瘤患者。

(8) 内分泌功能改变较为常见。例如,甲状腺功能减退症可见于 4%～10% 的 PD－1 mAb 治疗患者,2%～4% 的 ipilimumab 治疗患者以及 15% 的联合治疗患者,但是重度事件较为罕见。类似地,甲状腺功能亢进症发生率分别为 2%～7%、1%～2% 和 10%,但重度事件同样较为罕见。<2% 的单药治疗患者发生垂体功能异常,相比之下接受联合治疗的患者中发生率为 8%。

(9) 肺炎的发生率肺癌患者较黑色素瘤患者为高。接受 PD－1 mAb 治疗的患者中,有 5% 的肺癌患者出现肺炎,其中 3/4 级肺炎发生率可达 2%。对于接受大剂量胸部放疗的患者,其发生率显示更高。相对于 PD－L1 mAb,PD－1 mAb 显示与肺炎发生率呈较高相关[34]。

(10) 风湿性毒性,包括关节痛和肌痛,发生于 6%～12% 的患者中,但重度或影响免疫治疗的毒性则较为罕见。

(11) 疲乏发生于 15%～34% 的单药治疗患者和 35% 的联合治疗患者,其中重度事件发生率可达 4%。

（12）神经毒性较不常见（＜1％），但严重程度可能较高，且可能包括格林-巴利综合征。

（13）即使在同类药物的不同药品之间，毒性发作时间也可能有差别（见图 4.2）。

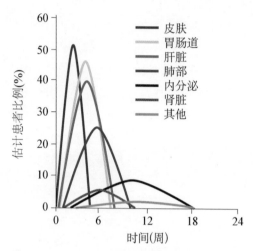

图4.2　PD－1 检查点抑制剂 nivolumab 和 pembrolizumab 的免疫介导毒性的发生率、发生和消退时间（来自欧洲药品管理局所报告关键性试验的汇总数据）（经许可，对 Eigentler 等 2016 年的数据进行了重制）[33]

4.5　毒性管理

应向患者和工作人员提供有关免疫治疗相关的毒性类型的教育，并且应向患者提供卡片以表明其正在接受一种特别的治疗。应向急诊科工作人员提供教育课程。应雇用具备毒性专业知识及毒性管理知识的护士，以监测患者症状并提供关于毒性管理的教育和建议。应理解毒性分级系统。应寻找胃肠、皮肤、内分泌、肺部和神经毒性管理方面的当地专家,并将其纳入多学科团队。

(1)对于腹泻和结肠炎,如果毒性≥2级,或发生腹痛,或每日排便超过 6 次,则应中断治疗并开始使用类固醇(静脉注射甲强龙 2 mg·kg^{-1}·d^{-1})治疗。如果 48～72 h 后无好转,并通过内窥镜检查确诊结肠炎,则应开始使用英夫利昔单抗(infliximab)治疗。对于出现毒性≥3 级的患者,应考虑永久性终止免疫治疗(图 4.3)[35]。

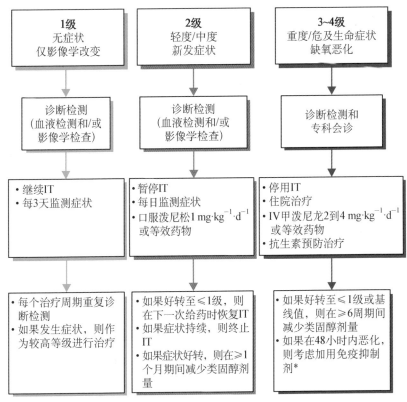

图 4.3 免疫相关不良事件的管理。* 英夫利昔单抗、环磷酰胺、麦考酚酸酯。IT:免疫治疗;IV:静脉注射(改编自 Naidoo 等,2015 年)[35]

(2)对于肝功能障碍患者,如果发生≥2 级毒性,则应中断治疗并开始使用类固醇(口服泼尼松 1 mg·kg^{-1}·d^{-1},或静脉注射甲强龙 2 mg·kg^{-1}·d^{-1})治疗。如果在用药后几天内未好转,则应考虑使用麦考酚酸酯(500~1000 mg,每日 2 次)尝试治疗。

(3) 对于肺炎,如果无症状,应加以注意。对于有症状的患者,应考虑中断治疗并开始使用类固醇治疗(如上肝功能障碍中所述)。如果患者病情无好转,则可加用其他免疫抑制剂,例如麦考酚酸酯、抗胸腺细胞球蛋白或英夫利昔单抗。

要点——免疫检查点抑制剂的临床使用

- 免疫检查点是表达于活化的 T 细胞和其他免疫细胞的细胞表面受体。它们通常在适应性免疫系统控制过程中起到共同抑制的作用,从而预防自身免疫性疾病。

- 单克隆抗体可抑制免疫检查点,导致 T 细胞活化和针对癌症的免疫应答发生。该机制类似于"松开刹车以使快速行驶的汽车加速"。

- 靶向作用于 CTLA-4、PD-1 和 PD-L1 的免疫检查点抑制剂在治疗的多类实体瘤患者中实现了持久的肿瘤缩小和生存期延长。

- 免疫检查点抑制剂已获得美国食品药品监督管理局批准用于治疗黑色素瘤、肺癌、头颈癌、膀胱癌、肾癌、结直肠癌、高 MSI 实体瘤、默克尔细胞癌和霍奇金淋巴瘤。其中包括 ipilimumab(CTLA-4 mAb)、nivolumab、pembrolizumab(PD-1 mAb)、atezolizumab、avelumab 和 durvalumab(PD-L1 mAb)。

- 还有针对其他适应证以及各种联合治疗的临床试验在进行中。

- 免疫相关不良事件通常由 T 细胞过度活化导致的自身免疫性炎症引起;包括结肠炎、皮炎、肝炎、甲状腺炎和肺炎。

参考文献

［1］Eggermont AM, Chiarion-Sileni V, Grob JJ, et al. Prolonged survival in stage iii melanoma with ipilimumab adjuvant therapy［J］. N Engl J Med, 2016, 375（19）: 1845－1855.

［2］Robert C, Thomas L, Bondarenko I, et al. Ipilimumab plus dacarbazine for previously untreated metastatic melanoma［J］. N Engl J Med, 2011, 364（26）: 2517－2526.

［3］Maio M, Grob JJ, Aamdal S, et al. Five-year survival rates for treatment-naive patients with advanced melanoma who received ipilimumab plus dacarbazine in a phase Ⅲ trial［J］. J Clin Oncol, 2015, 33（10）: 1191－1196.

［4］Hodi FS, O'Day SJ, McDermott DF, et al. Improved survival with ipilimumab in patients with metastatic melanoma［J］. N Engl J Med, 2010, 363（8）: 711－723.

［5］Robert C, Schachter J, Long GV, et al. Pembrolizumab versus ipilimumab in advanced melanoma［J］. N Engl J Med, 2015, 372（26）: 2521－2532.

［6］Schachter J, Ribas A, Long GV, et al. Pembrolizumab versus ipilimumab for advanced melanoma: final overall survival results of a multicentre, randomised, open-label phase 3 study（KEYNOTE-006）［J］. Lancet, 2017, 390（10105）: 1853－1862.

［7］Larkin J, Chiarion-Sileni V, Gonzalez R, et al. Combined nivolumab and ipilimumab or monotherapy in untreated melanoma［J］. N Engl J Med, 2015, 373（1）: 23－34.

［8］Wolchok JD, Chiarion-Sileni V, Gonzalez R, et al. Overall survival with combined nivolumab and ipilimumab in advanced melanoma［J］. N Engl J Med, 2017, 377（14）: 1345－1356.

［9］Robert C, Long GV, Brady B, et al. Nivolumab in previously untreated melanoma without BRAF mutation［J］. N Engl J Med, 2015, 372（4）: 320－330.

［10］Ascierto PA, Del Vecchio M, Robert C, et al. Ipilimumab 10 mg/kg versus ipilimumab 3 mg/kg in patients with unresectable or metastatic melanoma: a randomised, double-blind, multicentre, phase 3 trial［J］. Lancet Oncol, 2017, 18（5）: 611－622.

［11］Larkin J, Minor D, D'Angelo S, et al. Overall survival in patients with advanced melanoma who received nivolumab versus investigator's choice chemotherapy in checkmate 037: a randomized, controlled, open-label phase Ⅲ trial［J］. J Clin Oncol, 2018, 36（4）: 383－390.

［12］Ribas A, Kefford R, Marshall MA, et al. Phase Ⅲ randomized clinical trial comparing tremelimumab with standard-of-care chemotherapy in patients with advanced melanoma［J］. J Clin Oncol, 2013, 31（5）:

616 - 622.

[13] Bellmunt J, de Wit R, Vaughn DJ, et al. Pembrolizumab as second-line therapy for advanced urothelial carcinoma [J]. N Engl J Med, 2017,376(11): 1015 - 1026.

[14] Motzer RJ, Escudier B, McDermott DF, et al. Nivolumab versus everolimus in advanced renal-cell carcinoma [J]. N Engl J Med, 2015,373(19): 1803 - 1813.

[15] Carbone DP, Reck M, Paz-Ares L, et al. First-line nivolumab in stage IV or recurrent non-small-cell lung cancer [J]. N Engl J Med, 2017,376(25): 2415 - 2426.

[16] Reck M, Rodríguez-Abreu D, Robinson AG, et al. Pembrolizumab versus chemotherapy for PD-L1-positive non-small-cell lung cancer [J]. N Engl J Med, 2016, 375 (19): 1823 - 1833.

[17] Brahmer J, Reckamp KL, Baas P, et al. Nivolumab versus docetaxel in advanced squamous-cell non-small-cell lung cancer [J]. N Engl J Med, 2015,373(2): 123 - 135.

[18] Borghaei H, Paz-Ares L, Horn L, et al. Nivolumab versus docetaxel in advanced nonsquamous non-small-cell lung cancer [J]. N Engl J Med, 2015, 373 (17): 1627 - 1639.

[19] Herbst RS, Baas P, Kim DW, et al. Pembrolizumab versus docetaxel for previously treated, PD-L1-positive, advanced non-small-cell lung cancer (KEYNOTE-010): a randomised controlled trial [J]. Lancet, 2016,387(10027): 1540 - 1550.

[20] Rittmeyer A, Barlesi F, Waterkamp D, et al. Atezolizumab versus docetaxel in patients with previously treated non-small-cell lung cancer (OAK): a phase 3, open-label, multicentre randomised controlled trial [J]. Lancet, 2017, 389 (10066): 255 - 265.

[21] Reck M, Luft A, Szczesna A, et al. Phase III randomized trial of ipilimumab plus etoposide and platinum versus placebo plus etoposide and platinum in extensive-stage small-cell lung cancer [J]. J Clin Oncol, 2016,34(31): 3740 - 3748.

[22] Ferris RL, Blumenschein G Jr, Fayette J, et al. Nivolumab for recurrent squamous-cell carcinoma of the head and neck[J]. N Engl J Med, 2016,375(19): 1856 - 1867.

[23] Kwon ED, Drake CG, Scher HI, et al. Ipilimumab versus placebo after radiotherapy in patients with metastatic castration-resistant prostate cancer that had progressed after docetaxel chemotherapy (CA184 - 043): a multicentre, randomised, double-blind, phase 3 trial [J]. Lancet Oncol, 2014,15(7): 700 - 712.

[24] Beer TM, Kwon ED, Drake CG, et al. Randomized, double-blind, phase III trial of ipilimumab versus placebo in asymptomatic or minimally symptomatic patients with metastatic

chemotherapy-naive castration-resistant prostate cancer [J]. J Clin Oncol, 2017,35(1): 40 – 47.

[25] Margolin K, Ernstoff MS, Hamid O, et al. Ipilimumab in patients with melanoma and brain metastases: an open-label, phase 2 trial [J]. Lancet Oncol, 2012,13(5): 459 – 465.

[26] Malhotra J, Jabbour SK, Aisner J. Current state of immunotherapy for non-small cell lung cancer [J]. Transl Lung Cancer Res, 2017,6 (2): 196 – 211.

[27] Goldberg SB, Gettinger SN, Mahajan A, et al. Pembrolizumab for patients with melanoma or non-small-cell lung cancer and untreated brain metastases: early analysis of a non-randomised, open-label, phase 2 trial[J]. Lancet Oncol, 2016,17 (7): 976 – 983.

[28] Le DT, Uram JN, Wang H, et al. PD-1 blockade in tumors with mismatch-repair deficiency [J]. N Engl J Med, 2015,372(26): 2509 – 2520.

[29] Kaufman HL, Russell J, Hamid O, et al. Avelumab in patients with chemotherapy- refractory metastatic Merkel cell carcinoma: a multicentre, single-group, open-label, phase 2 trial [J]. Lancet Oncol, 2016, 17 (10): 1374 – 1385.

[30] Alley EW, Lopez J, Santoro A, et al. Clinical safety and activity of pembrolizumab in patients with malignant pleural mesothelioma (KEYNOTE-028): preliminary results from a non-randomised, open-label, phase 1b trial [J]. Lancet Oncol, 2017,18(5): 623 – 630.

[31] Hassel JC, Heinzerling L, Aberle J, et al. Combined immune checkpoint blockade (anti-PD-1/ anti-CTLA-4): Evaluation and management of adverse drug reactions [J]. Cancer Treat Rev, 2017,57: 36 – 49.

[32] De Velasco G, Je Y, Bossé D, et al. Comprehensive meta-analysis of key immune-related adverse events from CTLA-4 and PD-1/ PD-L1 inhibitors in cancer patients [J]. Cancer Immunol Res, 2017,5 (4): 312 – 318.

[33] Eigentler TK, Hassel JC, Berking C, et al. Diagnosis, monitoring and management of immune-related adverse drug reactions of anti-PD-1 antibody therapy [J]. Cancer Treat Rev, 2016,45: 7 – 18.

[34] Khunger M, Rakshit S, Pasupuleti V, et al. Incidence of pneumonitis with use of programmed death 1 and programmed death-ligand 1 inhibitors in non-small cell lung cancer: a systematic review and meta-analysis of trials [J]. Chest, 2017,152(2): 271 – 281.

[35] Naidoo J, Page DB, Li BT, et al. Toxicities of the anti-PD-1 and anti-PD-L1 immune checkpoint

antibodies [J]. Ann Oncol，2015，
26(12)：2375 - 2391.

推荐阅读

[1] Kamta J，Chaar M，Ande A，et al.
Advancing cancer therapy with
present and emerging immuno-
oncology approaches [J]. Front
Oncol，2017，7：64.

[2] Kroschinsky F，Stölzel F，von
Bonin S，et al. New drugs，new
toxicities：severe side effects of
modern targeted and immunotherapy
of cancer and their management
[J]. Crit Care，2017，21(1)：89.

5 免疫肿瘤学的未来

免疫治疗已成为晚期癌症患者标准治疗的基本要素。最先进的治疗是靶向作用于 PD-1/PD-L1 轴和 CTLA-4 的免疫检查点抑制性 mAb。疫苗治疗已显示出一定的希望,且因其无严重毒性反应而别具吸引力,但它们的光环在 mAb 的成功光彩的映照下,已开始黯然失色。

5.1 免疫治疗的现状

目前,对于化疗期间无法治愈的晚期恶性黑色素瘤,在许多使用免疫治疗联合治疗的患者包括脑转移患者中,我们正观察到长期持久性缓解。在超过 20% 的肺癌患者中,我们观察到极佳的缓解和生存状况,且某些药品也已获批在头颈部鳞状细胞癌、尿路上皮癌和肾细胞癌初始治疗失败后使用。而且,在某些不常见的恶性肿瘤(例如默克尔细胞癌、间皮瘤、复发性淋巴癌)中也显示出显著的临床活性。FDA 近期也在 PD-1/PD-L1 抑制剂显示出令人振奋的临床活性后批准其用于微卫星不稳定性肿瘤,尤其是微卫星高度不稳定性(high microsatellite instability, MSI-high)结直肠癌的治疗。

尽管这些进展可喜,但在其他常见恶性肿瘤中,例如微卫星稳定结直肠癌和胰腺癌,免疫治疗的临床结局却不甚乐观。因此,目前正对联合其他靶向治疗或化疗的治疗方案进行广泛研究。由于关键性临床试验仍在进行中,现在判定免疫治疗对某些其他恶性肿瘤中的作用还为时过早。显然,一些关于肿瘤免疫治疗的重要问题仍待解决,在此着重介绍其中最为重要的问题。

　　免疫肿瘤学的进展已足够令人们感到振奋,但如何最好的使用这些为数众多的治疗方法,仍需通过适当的临床前模型和转化科学来指导正在进行的临床评估。

5.2　哪些人将从/不从治疗中获益

　　尽管有上述临床突破,但目前免疫治疗仍对大多数患者无效,甚至对获批的适应证也是如此。而在临床实践中,缺乏精准治疗的难处还包括了各种不可预测且需谨慎管理的免疫治疗毒性。

　　缺乏可靠、可预测的疗效或毒性生物标志物可能是当前关于免疫治疗使用的主要问题。目前从免疫检查点抑制剂中获益的最佳预测因子是突变负荷[1,2],但无法对此进行常规评估,尤其是对于连续接受治疗的患者。采用血浆循环肿瘤 DNA 的液态活检可对此方面的探索提供无创工具,但在该领域仍有待大量的研究[3]。

　　虽然 PD-L1 表达水平与肺癌的缓解和生存状况间存在着某些关联,但这些关联缺乏敏感性和特异性,且这种情况因存在多种独立检测平台以及与这些平台间可变的关联性而变得更为复杂。而在其他肿瘤类型,尤其是黑色素瘤中,则显示无此类相关性。

　　肺癌患者中 PD-L1 水平测量的更深层次问题已成为核心活检的要求。这难以通过内镜方法完成,且患者通常需进行更具创伤性的影像学活检,这种活检需要更佳的专业技能且会增加并发症(例如出血和气胸)的风险。目前正将外周静脉血样中免疫蛋白水平作为缓解的潜在生物标志物。

　　初步数据表明,如果患者的全身炎性标志物升高,则不太可能从晚期疾病背景下的免疫治疗中获益。进一步阐明这种关系并确定最佳全身炎性标志物,可更好地选择患者并为未来的联合治疗提供可能选项。在不常检测到炎性标志物升高的疾病早期阶段,此类分析的价值则可能有限[4]。

5.3 免疫治疗与其他抗癌治疗的最佳联合

相对于单药治疗,PD-1/PD-L1 mAb 和 CTLA-4 靶向药物联合治疗尽管存在着显著更高的自身免疫毒性,却能为黑色素瘤患者提供更佳的缓解和生存状况。但迄今为止的资料显示,肺癌患者的耐受剂量低于给予黑色素瘤患者的耐受剂量。当前正在其他肿瘤类型中研究这些联合治疗。

目前正在研究已确立的免疫治疗与新的靶向作用于其他免疫调节分子的药物(包括靶向激动性免疫受体的活化抗体以及靶向抑制性免疫受体的抑制性抗体)的联合治疗。这些联合治疗被寄希望于能在当前对免疫治疗耐药的恶性肿瘤中发挥疗效。

癌症疫苗和溶瘤病毒的最佳使用方法将涉及:

(1) 上调树突状细胞、CD8+ T 细胞和 NK 细胞功能;

(2) 抑制骨髓抑制细胞和细胞因子(例如 IL-6)调节的免疫抑制通路。

这将需要在 janus 激酶/信号转导分子和转录激活子(JAK/STAT)抑制剂以及其他急性炎症调节剂(包括 IL-6 抗体)的基础上加用检查点抑制剂作为联合治疗。显然,这样就需要建立疫苗和其他免疫治疗与标准全身治疗、放疗和手术联合治疗的最佳使用方法。

1) 免疫治疗联合全身治疗

来自肺癌患者的早期数据表明化疗与免疫治疗联合治疗可增加获益。例如,在涉及 ⅢB/Ⅳ 期非鳞状非小细胞肺癌(non-squamous NSCLC)的 KEYNOTE-021 研究中,接受卡铂、培美曲塞和 pembrolizumab 治疗的患者中缓解率为 55%(95% CI:42%~68%),而仅接受化疗的患者中缓解率为 29%(95% CI:18%~41%,$P=0.0016$)。Pembrolizumab 组中位无进展生存期为 13 个月(95% CI:8.3 至未达到),而化疗组中为 8.9 个月(95% CI:4.4~10.3)(HR:0.53,95% CI:0.31~0.91,$P=0.010$)。这两组中≥3 级的毒性反应发生率相似[5]。正在等待Ⅲ期试验 KEYNOTE‐189 的数据。

令人激动的是,多项用以确定化疗、靶向药物或其他全身作用的抗癌治疗加用免疫治疗药物(检查点抑制剂、疫苗或是二者联合)是否有益的试验正在开展。人们将会看到,当前或既往使用过其他全身治疗是否可能增加突变负荷,并由此促进对免疫治疗的反应。

还有数据显示某些类型的化疗,包括蒽环类药物、奥沙利铂和环磷酰胺,可以诱导 ICD 这个导致 DAMP,例如膜结合型钙网蛋白和来自细胞核的高迁移率族蛋白 1 (high-mobility group box 1,HMGB1)释放的过程。这些蛋白引起 APC 结合和活化以及进一步激活免疫系统的促炎症细胞因子释放(见图 5.1)。放疗时可能发生相似过程(见下

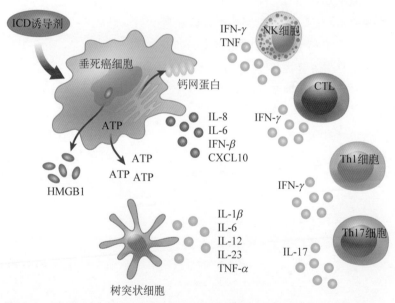

图 5.1 癌细胞中 ICD 的诱导。ICD 诱导剂触发 DAMP 和炎性细胞因子释放,其将信号传导至树突状细胞和 NK 细胞,进而使效应细胞因子释放。因此,T 细胞分化为 CTL 或 Th1/Th17 细胞,释放其他效应细胞因子

ICD: 免疫原性细胞死亡;DAMP: 损伤相关分子模式;IFN: 干扰素;IL: 白细胞介素;TNF: 肿瘤坏死因子;CTL, 细胞毒性淋巴细胞(改编自 Showalter A 等,2017)[8]

文）。所以,开发 ICD 与检查点抑制剂的结合使用将是联合治疗下一步发展的合理方向。

2) 免疫治疗联合放疗

放疗广泛用于多种场景下的恶性肿瘤治疗,包括治愈性、辅助性和姑息性的治疗。放疗包括体外照射放疗和近距离放疗,还涉及治疗性同位素和选择性体内照射。

放疗可引起 ICD,从而可能产生与免疫治疗,尤其是免疫检查点抑制剂治疗的协同作用。ICD 可能是"远隔效应"的全部或部分原因。在该效应中,除放射部位细胞死亡外,对未被照射的远部病灶也会产生抗肿瘤效应[6]。

临床前证据表明放疗与 CTLA－4 抗体和 PD－L1 抗体间存在协同作用,这被认为是由于电离辐射引起的局部疫苗样效应。

用来确定放疗与免疫治疗联合治疗的最佳剂量和疗程安排的临床试验正在开展。据显示,与大分割放疗时间安排相比,标准放疗可提供更有利的免疫相互作用[7,8]。初步数据也显示直肠癌患者中密度更高的 CD45RO＋肿瘤浸润性淋巴细胞(tumor-infiltrating lymphocytes,TIL)与更佳的预后相关,而密度更高的 CD3＋和 CD8＋ TIL 以及比例更低的调节性 T 细胞与更佳的放疗反应相关[9]。对这些相关性的监测将有益于正在进行的联合治疗研究。

5.4 免疫治疗干预的最佳时间

迄今为止,靶向作用于免疫检查点抑制剂的治疗性抗体以及一般性的免疫治疗主要用于晚期疾病并最初用于既往接受过治疗的患者。免疫肿瘤学的未来将决定这些药物在术后辅助治疗背景下,甚至在指定手术前新辅助治疗背景下是否可能更有效。在三阴性乳腺癌的临床前小鼠模型中,与相同的术后辅助治疗相比,涉及调节性 T 细胞损耗的新辅助免疫治疗降低了转移性疾病的发生率,且增加了长期存活数[10]。类似地,尽管无长期存活者,但新辅助治疗场景下抗 PD－1 治疗的生存期比辅助治疗时更长。然而，当在新辅助治疗（而不是辅助治疗）场景下的抗 PD-1 治疗加用抗 CD137 抗体时，这种情况有所改善。这显示了此种效应取决于是否存在 IFN-γ 和肿瘤特异性循环 CD8+细胞。

在各种肿瘤场景下新辅助治疗的多项研究正在进行中。在切除黑色素瘤的患者中完成的若干辅助免疫治疗Ⅲ期研究显示患者的无病生存期有所改善，但仍在等待长期生存数据[11]。类似地，durvalumab 辅助治疗对比安慰剂治疗的随机临床试验显示放化疗后Ⅲ期非小细胞肺癌患者的无进展生存期得到了显著改善[12]。

5.5　免疫治疗的最佳持续时间

现尚不清楚免疫治疗的最佳持续时间是多久。临床试验中治疗持续时间极为多变，例如，黑色素瘤患者中 ipilimumab 治疗的用药均为 4 剂量，持续时间在转移性疾病的情况为 3 个月，而在辅助治疗的情况下可达 3 年[11,13]。对于 PD-1 mAb 而言，某些患者需要无限期接受治疗，而有些患者则至多 2 年。目前尚不清楚有长期治疗反应的患者是否需以相同给药间隔持续地输注这些昂贵的免疫治疗药物。

5.6　免疫治疗毒性的预测和管理

毒性是与免疫疗法进行联合治疗的最大局限。尽管其总体毒性低于化疗，但仍有少数患者出现重度乃至危及生命的毒性，例如结肠炎、肺炎、肝炎以及神经损伤（包括格林-巴利综合征）。PD-1/PD-L1 靶向药物和 CTLA-4 抑制性 mAb 联合治疗时的毒性更为严重，而且在某些肿瘤类型中程度更甚（例如肺癌相较于黑色素瘤）。

如能预测或完全控制毒性，与免疫疗法的联合使用将大幅增加。同样重要的是，这将帮助人们了解在原有自身免疫疾病的患者、接受器官移植者以及间发性感染的患者中如何安全地使用这些药物。

5.7 精准免疫治疗

近年来,免疫肿瘤学已取得惊人的进展。为利用免疫系统增强抗肿瘤疗效并给予每名患者最佳免疫治疗,迫切需要预测性生物标志物和新的联合治疗策略。在未来,千篇一律的通用模式将遭淘汰,而为每个个体量体裁衣的精准免疫治疗将从根本上改善每一名患者的临床结局。

要点——免疫肿瘤学的未来

- 迫切需要预测性生物标志物以指导精准免疫治疗。
- 肿瘤突变负荷作为免疫检查点抑制剂的疗效预测因子具有良好前景,但需进行进一步的研究,包括无创工具的使用,例如血浆循环肿瘤 DNA 分析。
- 也需要免疫相关毒性的预测性生物标志物。
- 正在探索免疫检查点抑制剂与靶向治疗、化疗或放疗的联合治疗以观察是否可增加疾病的缓解。

参考文献

[1] Snyder A, Makarov V, Merghoub T, et al. Genetic basis for clinical response to CTLA-4 blockade in melanoma[J]. N Engl J Med, 2014,371(23): 2189 - 2199.

[2] Rizvi NA, Hellmann MD, Snyder A, et al. Cancer immunology. Mutational landscape determines sensitivity to PD-1 blockade in non-small cell lung cancer [J]. Science, 2015, 348(6230): 124 - 128.

[3] Gandara DR, Kowanetz M, Mok TSK, et al. Blood-based biomarkers for cancer immunotherapy: Tumor mutational burden in blood (bTMB) is associated with improved atezolizumab (atezo) efficacy in 2L + NSCLC (POPLAR and OAK)[J]. Ann Oncol, 2017,28(supple_5): v460 - 496.

[4] Diakos CI, Charles KA, McMillan DC, et al. Cancer-related inflammation and treatment effectiveness [J]. Lancet Oncol, 2014,15(11): e493 - 503.

[5] Langer CJ, Gadgeel SM, Borghaei H, et al. Carboplatin and pemetrexed with or without pembrolizumab for advanced, non-squamous non-small-cell lung cancer: a randomised, phase 2 cohort of the open-label KEYNOTE-021 study [J]. Lancet Oncol, 2016, 17 (11): 1497 - 1508.

[6] Postow MA, Callahan MK, Barker CA, et al. Immunologic correlates of the abscopal effect in a patient with melanoma [J]. N Engl J Med, 2012,366(10): 925 - 931.

[7] Bernier J. Immuno-oncology: Allying forces of radio- and immunotherapy to enhance cancer cell killing [J]. Crit Rev Oncol Hematol, 2016,108: 97 - 108.

[8] Showalter A, Limaye A, Oyer JL, et al. Cytokines in immunogenic cell death: Applications for cancer immunotherapy [J]. Cytokine, 2017,97: 123 - 132.

[9] Wang L, Zhai ZW, Ji DB, et al. Prognostic value of CD45RO(+) tumor-infiltrating lymphocytes for locally advanced rectal cancer following 30 Gy/10f neoadjuvant radiotherapy [J]. Int J Colorectal Dis, 2015,30(6): 753 - 760.

[10] Liu J, Blake SJ, Yong MC, et al. Improved efficacy of neoadjuvant compared to adjuvant immunotherapy to eradicate metastatic disease [J]. Cancer Discov, 2016,6(12): 1382 - 1399.

[11] Eggermont AM, Chiarion-Sileni V, Grob JJ, et al. Prolonged survival in stage III melanoma with ipilimumab adjuvant therapy [J]. N Engl J Med, 2016,375(19): 1845 - 1855.

[12] Antonia SJ, Villegas A, Daniel D, et al. Durvalumab after chemoradiotherapy in stage III non-small-cell lung cancer [J]. N Engl J Med, 2017,377(20): 1919 - 1929.

[13] Hodi FS, O'Day SJ, McDermott DF, et al. Improved survival with ipilimumab in patients with metastatic melanoma [J]. N Engl J Med, 2010,363(8): 711 - 723.

名词解释

abscopal response——远隔效应：在离辐照部位较远的未照射部位出现的放疗反应。

ACT(adoptive cell transfer)——过继性细胞输注：一种以细胞为基础的肿瘤免疫治疗类型，收集患者循环血液中的或肿瘤浸润的淋巴细胞，根据需要进行离体修饰以攻击患者的特异性新抗原，并重新输入到患者体内。

adaptive (acquired) immunity——适应性（获得性）免疫：暴露于外来物质（抗原）后形成抗体而产生的免疫。

ADCC(antibody-dependent cell-mediated cytotoxicity)——抗体依赖性细胞介导的细胞毒性：一种细胞介导的免疫机制，即当靶细胞表面抗原与特异抗体结合后，免疫系统的效应细胞溶解靶细胞。

adjuvant——佐剂：增强对抗原免疫应答的化合物。

anergy——免疫失能：暴露于自身抗原后，在成熟中的淋巴细胞中诱发的非活性状态。

antigen——抗原：能够通过与抗体结合触发免疫应答的物质。

APC(antigen-presenting cell)——抗原呈递细胞

apoptosis——凋亡：程序性细胞死亡。

BCG(Bacillus Calmette-Guérin)：疫苗生产中用于刺激产生免疫应答的佐剂，通过此种佐剂生产出疫苗称为卡介苗。

BCR(B cell receptor)——B 细胞受体。

BiTE ® (bispecific T-cell engager)——双特异性 T 细胞衔接分子：由来源于独立单克隆抗体的两个单链可变区片段组成的嵌合蛋白，其中一个片段以肿瘤相关抗原为靶点，另一个以 T 细胞表面抗原为靶点。

CAR-T(chimeric antigen receptor)——表达嵌合抗原受体的 T 细胞：此种淋巴细胞经基因修饰可以表达特殊的跨膜蛋白，此蛋白含有抗体的肿瘤相关抗原结合结构域，该抗体又连接于一个或多个免疫刺激性结构域。

CCL22：促进调节 T 细胞迁移到肿瘤部位的趋化因子。

CD22：降低 B 细胞受体活化的非特异性受体抑制剂。

CEACAM1(carcinoembryonic antigen-related cell adhesion molecule 1)——癌胚抗原相关细胞黏附分子 1：自然杀伤细胞和 T 淋巴细胞表达的一种黏附分子，该分子在大多数黑色素瘤中过度表达。

cellular(**cell-mediated**) **immunity**——细胞（细胞介导的）免疫：由 T 淋巴细胞介导的获得性免疫应答。

chemokine——趋化因子：促进炎性细胞或免疫细胞募集至损伤或感染部位的细胞因子。

complement——补体：血浆蛋白的级联反应，促进（或"补充"）抗体清除病原体的能力。

CRS(cytokine release syndrome)——细胞因子释放综合征。

CSC(cancer stem cell)——癌症干细胞。

CTLA‑4(cytotoxic T-lymphocyte- associated protein 4)——细胞毒性 T 淋巴细胞相关蛋白 4：通过与抗原呈递细胞上的 CD80(B7‑1)结合而在灭活细胞毒性 CD8＋T 细胞中发挥关键作用的蛋白。

cytokines——细胞因子：在感染或损伤部位由炎性细胞产生的化学介质，可触发炎性细胞的进一步募集。

cytotoxic(**CD8＋**) **T cells**——细胞毒性(CD8＋)T 细胞：诱导损伤细胞（如被病毒或其他病原体感染的细胞）死亡的一类 T 细胞（亦称为杀伤性 T 细胞）。

DAMP(damage-associated molecular pattern)——损伤相关分子模式：指可被表达模式识别受体的免疫细胞识别的组织损伤所产生的一种响应这种损伤的分子。

dendritome：树突状细胞与灭活癌细胞间的融合，旨在引发直接作用于肿瘤相关抗原的免疫应答。

EGFR(epidermal growth factor receptor)——表皮生长因子受体。

epitope spreading——表位扩展：直接针对某个特定抗原的免疫疗法，获得对多个抗原产生反应的能力。

GM‐CSF(granulocyte-macrophage colony-stimulating factor)——粒细胞-巨噬细胞集落刺激因子。

HMGB1(high mobility group box 1)——高迁移率族蛋白 1：免疫原性细胞死亡后释放的损伤相关分子模式。

humoral immunity——体液免疫：由 B 淋巴细胞介导的获得性免疫应答。

ICD(immunogenic cell death)——免疫原性细胞死亡：由某种类型的化疗和放疗触发的一种凋亡类型。

IDO——吲哚胺 2,3‐双加氧酶：耗尽细胞内色氨酸供应的酶，色氨酸是 T 细胞增殖中所需要的氨基酸。

IFN(interferon)——干扰素。

IL(interleukin)——白介素。

IMiD(immunomodulatory drug)——免疫调节药物。

immune checkpoints——免疫检查点：是一种受体-配体系统，其活化时能下调免疫应答以防止自身免疫，或免疫应答发生时能最大限度地减少其对健康组织的破坏，或此两者兼具。

immune tolerance——免疫耐受：免疫系统对正常情况下可诱发免疫应答的刺激没有反应的状态。

immunogenicity——免疫原性：触发免疫应答的能力(癌细胞即具有此种能力)。

innate immunity——固有免疫：由终生存在的机制产生的免疫。

irRC(immune-related response criteria)——免疫相关应答标准。

LPS(lipopolysaccharide)——脂多糖：生产疫苗时用来激发免疫应答的佐剂。

mAb(monoclonal antibody)——单克隆抗体。

MDSC(myeloid-derived suppressor cell)——髓样来源抑制细胞：抑制免疫应答、产生可促进肿瘤侵袭和转移的细胞因子（如白介素-6）且抑制 T 细胞活化的一种髓样祖免疫细胞类型。

MHC(major histocompatibility complex)——主要组织相容性复合体：与抗原结合并将其暴露于抗原呈递细胞从而促进适应性免疫应答的细胞表面蛋白。

naive T cell——初始 T 细胞：一种成熟的 T 细胞，在胸腺中发育并释放到外周，但尚未接触到特异性抗原。

natural killer cells——NK 细胞（自然杀伤细胞）：参与固有免疫应答的一种 T 细胞类型。

NLR(nucleotide-binding oligomerization domain-like receptor)——核苷酸结合寡聚化结构域样受体：在固有免疫应答中发挥关键作用的一组模式识别受体。

NOD(nucleotide-binding oligomerization domain)——核苷酸结合寡聚化结构域。

nT$_{reg}$ cells(natural regulatory T cells)——天然调节 T 细胞。

opsonization——调理作用：通过补体系统的酶对病原体或其他外来物质做标记的过程，该过程促进固有免疫系统细胞的吞噬作用。

OX40(tumor necrosis factor receptor superfamily member 4)——肿瘤坏死因子受体超家族成员 4。

PAMP(pathogen-associated molecular pattern)——病原体相关分子模式：病原体（如细菌脂多糖）分泌的一种分子，由表达模式识别受体的免疫细胞识别。

PD-1(programmed cell death-1)——程序性细胞死亡受体-1：对癌细胞能够逃避被免疫系统发现和清除起到重要作用的免疫检查点。

PD-L1(programmed cell death-1 receptor ligand)——程序性细胞死亡受体-1 配体。

pericytes——周细胞：与平滑肌细胞有关且支撑肿瘤内皮的特异性的间充质细胞类型。

phagocytosis——吞噬作用：巨噬细胞、单核细胞和中性粒细胞等细胞摄入病原体或其他外来物质的过程。

PRR(pattern recognition receptor)——模式识别受体：存在于巨噬细胞等炎性细胞表面并识别外来蛋白的蛋白(统称为病原体相关分子模式)。

pseudoprogression——假性进展：免疫治疗开始后因再活化的 T 细胞浸润到肿瘤引起炎症而导致的肿瘤大小明显增加。

RECIST(response evaluation criteria in solid tumors)——实体瘤疗效评价标准。

T cells——T 细胞：在免疫应答中发挥多个重要作用的一种淋巴细胞类型。

TAA(tumor-associated antigen)——肿瘤相关抗原。

TCR(T cell receptor)——T 细胞受体。

T$_{\text{eff}}$(effector T cell)——效应 T 细胞。

TGF - β(transforming growth factor - β)——转化生长因子- β：在诱导调节 T 细胞分化时发挥重要作用的细胞因子。

Th(helper T cell)——辅助性 T 细胞。

TIGIT(T cell immunoreceptor with immunoglobulin and immunoreceptor tyrosine-based inhibitory domains)——含有免疫球蛋白和基于酪氨酸的免疫受体抑制结构域的 T 细胞免疫受体：存在于某些 T 细胞和自然杀伤细胞上的免疫受体。

TIL(tumor-infiltrating lymphocyte)——肿瘤浸润性淋巴细胞。

TLR(toll-like receptor)——Toll 样受体。

TNF(tumor necrosis factor)——肿瘤坏死因子。

Toll-like receptor ligands——Toll 样受体配体：在固有免疫系统识别抗原的过程中发挥重要作用的一组蛋白。

T$_{\text{reg}}$(regulatory T cells)——调节性 T 细胞。

可利用资源

英国
英国癌症研究协会
www. bacr. org. uk

英国免疫学会
电话：＋44(0)20 3019 5901
BSI@immunology. org
www. immunology. org

美国
美国癌症研究协会
电话：＋1 215 440 9300
aacr@aacr. org
www. aacr. org

美国临床肿瘤学会
电话：＋1 571 483 1780
免费电话：1 888 651 3038
contactus@cancer. net
www. asco. org

临床免疫肿瘤学研究所
电话：＋1 301 984 9496
iclio@accc-cancer. org
www. accc-iclio. org

国际
肿瘤免疫治疗协会
office@cimt. eu
www. cimt. eu

澳大利亚临床肿瘤学会
电话：＋61(0)2 8063 4100
cosa@cancer. org. au
www. cosa. org. au

欧洲癌症研究协会
电话：＋44(0)115 951 5060
hello@eacr. org
www. eacr. org

欧洲医学肿瘤学会
电话：＋41(0)91973 19 00
www. esmo. org

癌症免疫治疗学会
电话：＋1 414－271－2456
info@sitcancer. org
www. sitcancer. org

索　引